知りたい！サイエンス

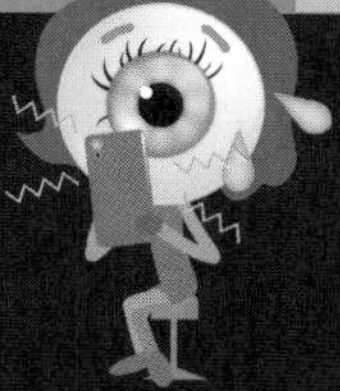

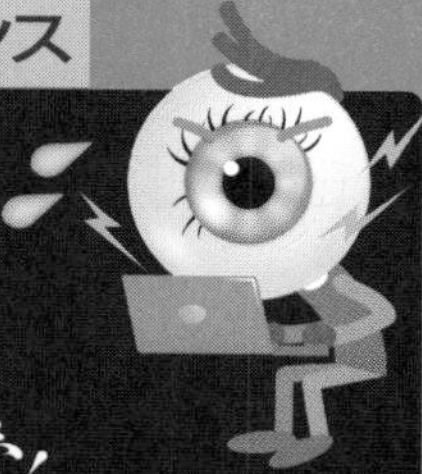

ココが知りたかった！

目の病気のメカニズム

超わかりやすい
病気の仕組みと
正しい治療

歯に次いで**トラブル**の多い**目**。
でも、**激痛**が走るわけではないので、
放置していて…**医者**にかかった時には大後悔。
なんて後悔をしないために、
目の**症状**や**治療**について**科学的**にわかりやすく解説しました。
快適にものを**見る**ための**医学**って**超スゴイ**んだ！

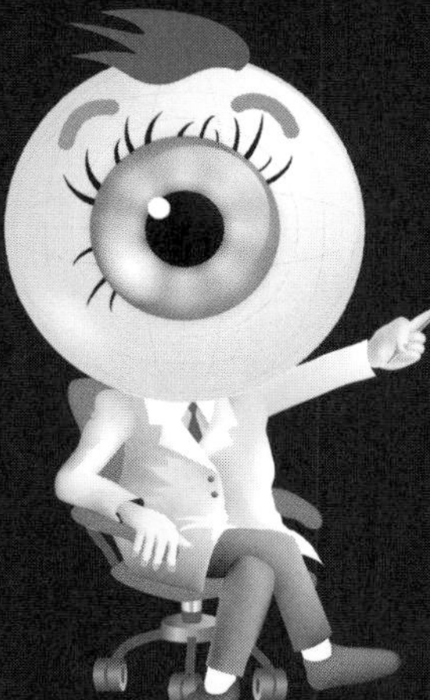

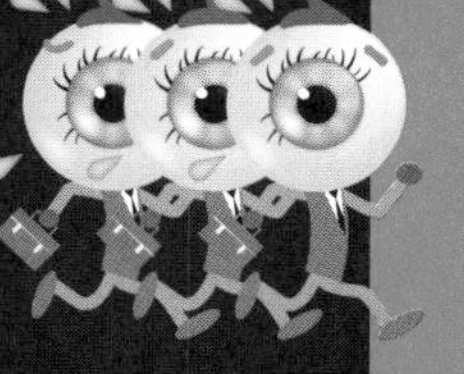

飯島裕幸＝著

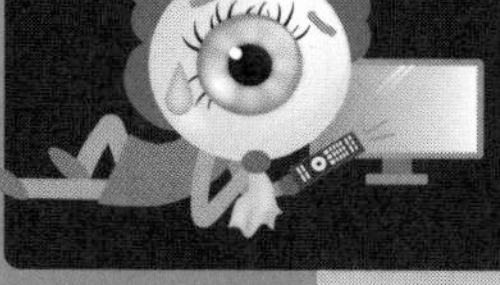

技術評論社

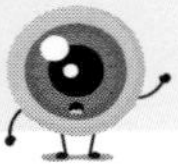

はじめに

からだの病気で内科の診療所にかかると、多くの場合、飲み薬で治療されます。しかし放置すれば死に至る癌や、入院治療が必要な心臓や脳の病気ではさまざまな高度な治療が行われます。抗癌剤の点滴、内視鏡治療、血管から管を通して行うカテーテル治療、X線や陽子線などをからだの外から照射する放射線治療、胸やおなかの皮膚を切って行う外科手術などです。最近では大きく切らずに、皮膚の小さな穴から器具を差し込んで行う腹腔鏡や胸腔鏡手術、さらにそれらを遠隔操作で行うロボット手術（ダヴィンチ手術）などもあります。

それでは多くの人が一度はかかったことのある眼科ではどうでしょうか?結膜炎やドライアイは目薬で治療されます。また近視や老眼（老視）ではメガネやコンタクトレンズが処方されます。しかし加齢黄斑変性や黄斑浮腫という目の奥の網膜の病気では、硝子体注射が最近ではよく行われます。硝子体注射は目の玉（眼球）に針を刺すとても怖そうな治療ですが、どうして目薬ではだめなのでしょうか?　また糖尿病の患者さんがかかることが多い糖尿病網膜症は失明に至ることもある怖い病気ですが、レーザー光凝固治療がよく行われます。レーザーポインターを他人の目に向けて照射してはいけないと言われるのに、眼科の治療ではレーザーをどのように使うのでしょうか？　さらに高齢者のかすみ目の原因の白内障では、手術で濁った目のレンズ（水晶体）を取り除き、プラスチック製の人工眼内レンズを入れる手術が行われます。直径2.4センチメートルの小さな眼球をどのようにして手術するのでしょうか？

このように目薬やメガネ以外にもたくさんある目の治療は、多くの患者さんにとって不思議に満ちあふれています。前著、『これで納得 目の検査』（幻冬舎メディアコンサルティング）では眼科の診療所で患者さんが受けるさまざまな検査について解説しました。本書では目の病気のメカニズムから解説して、治療に関する患者さんの理解を深めていきます。

さて医療現場の医師は手術をする外科系と薬中心の内科系に分かれます。心臓の病気を薬やカテーテルで治療するのは循環器内科医ですが、心臓弁膜症の手術や細くなった心臓の血管を付け替えるバイパス手術は心臓外科医が行います。胃や肝臓など消化器の病気でも消化器内科医と消化器外科医がいて、治療の種類によって役割を分担します。

白内障の手術や網膜剥離に対する硝子体手術を行う眼科医は外科医的ですが、たくさんある緑内障の目薬を適切に選んだり、目の痛みやかゆみのある患者に最適な目薬を処方したりする点は内科医的です。眼科医が行うもうひとつの治療の柱はレーザー治療です。網膜をレーザー光で焼き殺す光凝固治療が代表ですが、角膜を削る近視手術もレーザー治療です。眼科の治療にはそのほか、まぶたの裏に入ったゴミを取り出したり、逆さまつ毛を抜いたりする外来での目の処置やメガネやコンタクトレンズの処方、弱視の視力回復訓練なども含まれます。

このように眼科では「快適にものを見る」ことを目標として、生命を守るほかの多くの診療科とはさまざまな点で異なる治療が行われています。眼科医が行う治療を分類すると表0-1のようになります。本書ではこの順序で関連する目の病気の仕組みと治療の考え方を解説していきます。

飯島　裕幸

表 0-1　眼科医が行う主な治療の種類

1. 点眼薬と眼軟膏
2. 点眼以外の薬物治療：内服薬、静脈注射薬、目の局所注射
3. 目のレーザー治療
4. 目の顕微鏡手術
5. 目の処置と外来小手術
6. メガネ処方、弱視訓練、経過観察

もくじ

はじめに …… 2

もくじ …… 5

第1章 点眼薬と眼軟膏　11

1-1　目薬が効く範囲 …… 12

1-2　結膜の構造と結膜炎の種類 …… 14

1-3　細菌性結膜炎 …… 16

1-4　ウィルス性結膜炎 …… 17

1-5　アレルギー性結膜炎 …… 18

Column　目薬のさし方の基本 …… 20

1-6　細菌性角膜潰瘍 …… 22

1-7　細菌感染以外の角膜炎、角膜潰瘍 …… 24

Column　目薬の作用時間を延ばす方法と眼軟膏 …… 26

1-8　虹彩炎のメカニズムとステロイド点眼薬 …… 28

1-9　点状表層角膜症とドライアイ …… 31

1-10　白内障のメカニズムと白内障の目薬 …… 34

1-11　緑内障のメカニズムと眼圧を下げる目薬 …… 36

1-12 痛みを一時的に抑える点眼麻酔薬 …… 40

Column ドラッグストアの目薬と診療所の点眼薬 …… 43

1-13 眼底検査のための散瞳薬 …… 44

Column 不用意な散瞳薬の点眼による急性緑内障発作 …… 46

Column 目薬にもある副作用 …… 48

第2章 全身投与薬と目への注射 51

2-1 眼科で使用する内服薬、静脈注射薬 …… 52

2-2 後部ぶどう膜炎、視神経炎、網膜疾患 …… 54

2-3 急速に眼圧を下げる高浸透圧薬 …… 56

2-4 目への注射部位 …… 58

2-5 結膜下注射とテノン嚢下注射 …… 60

2-6 網膜に薬を直接届ける硝子体注射 …… 62

Column 滲出型加齢黄斑変性と黄斑浮腫に対する抗VEGF薬硝子体注射 …… 64

Column 滲出型加齢黄斑変性の治療の歴史 …… 68

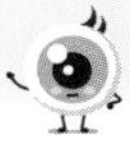

第3章 目のレーザー治療 71

3-1 レーザー治療の歴史と種類 …… 72

3-2 失明に至る糖尿病網膜症のメカニズム …… 74

3-3 増殖糖尿病網膜症に対する予防治療：レーザー光凝固 …… 76

Column 汎網膜レーザー光凝固術は摘果や間引きと同じ …… 79

3-4 レーザー光凝固治療の実際 …… 80

3-5 裂孔原性網膜剝離のメカニズムとその予防治療 …… 82

3-6 中心性漿液性脈絡網膜症（CSC）のメカニズムと治療 …… 84

Column CSCに対する最近の治療法：光線力学的療法（PDT） …… 86

3-7 異常血管を焼き殺して消滅させるレーザー光凝固 …… 87

3-8 レーザー虹彩切開術で予防する急性緑内障発作 …… 88

3-9 後発白内障のメカニズムとNd:YAGレーザー後嚢切開術 …… 91

3-10 角膜の濁りを削り取る治療的レーザー角膜切除術（PTK） …… 94

3-11 レーザーによる近視手術 …… 96

Column フェムト秒レーザーによるLASIK後の近視手術 …… 99

3-12 円錐角膜のメカニズムと角膜クロスリンキング（PiXL） …… 100

Column レーザー治療は外来で行う手術 …… 102

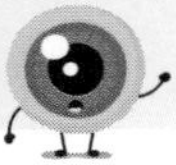

第4章 目の顕微鏡手術 103

4-1 目の手術と手術顕微鏡 …… 104

Column 腹腔鏡手術に似ている眼球内の手術 …… 106

4-2 白内障手術の戦略と歴史 …… 108

4-3 白内障手術の実際 …… 110

4-4 裂孔原性網膜剥離の手術 …… 112

4-5 増殖糖尿病網膜症の手術 …… 114

4-6 黄斑円孔のメカニズムとその治療 …… 116

4-7 緑内障のメカニズムと手術 …… 118

4-8 角膜の濁りを切り取る角膜移植術 …… 120

4-9 斜視とその手術 …… 122

Column 患者さんにも見えている手術の様子 …… 125

4-10 斜視の治療目的 …… 126

Column 見た目を改善する斜視手術の社会的ニーズ …… 128

4-11 涙目（流涙症）のメカニズムと涙道手術 …… 130

4-12 眼瞼下垂のメカニズム …… 132

4-13 眼瞼下垂の原因と治療 …… 134

4-14 逆さまつ毛とその手術 …… 138

第5章 目の処置と外来小手術 141

5-1 逆さまつ毛の処置：睫毛抜去 …… 142

Column 目洗い医者 …… 143

5-2 ものもらいと霰粒腫 …… 144

Column 霰粒腫に間違われるまぶたの癌 …… 146

5-3 マイボーム腺梗塞と処置 …… 148

5-4 結膜異物と処置 …… 150

5-5 目にもできる結膜結石 …… 152

5-6 角膜鉄片異物と処置 …… 154

5-7 重症ドライアイに対する処置：涙点プラグ …… 156

5-8 先天鼻涙管閉塞のメカニズムと治療 …… 158

第6章 メガネと訓練、経過観察 159

6-1 メガネの処方箋 …… 160

6-2 視覚の質改善メガネと治療用メガネ …… 162

6-3 調節と輻湊の仕組み …… 164

6-4 老視のメカニズム …… 166

6-5 老眼鏡と遠近両用メガネ …… 168

Column メガネ型ルーペ …… 170
Column 過矯正メガネによる眼精疲労 …… 172
6-6 調節性内斜視 …… 174
6-7 調節性内斜視のメカニズムと治療 …… 176
Column 「遠視は良い目」という誤解 …… 177
6-8 斜視を矯正するプリズムメガネ …… 178
6-9 弱視のメカニズム …… 180
6-10 不同視と不同視弱視 …… 182
6-11 視覚の感受性期と健眼遮閉 …… 184
6-12 立体視と両眼視機能のメカニズム …… 186
6-13 治療に代わる情報提供 …… 188
Column 網膜色素変性の失明予測 …… 190

おわりに …… 193
参考文献 …… 196
巻末資料 …… 198
さくいん …… 200

第1章

点眼薬と眼軟膏

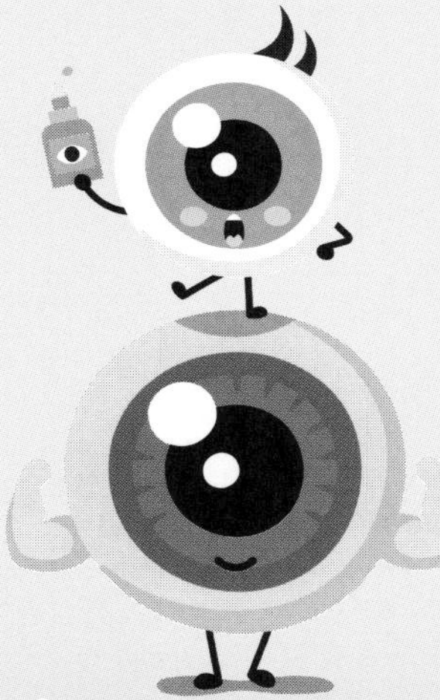

1-1 目薬が効く範囲

点眼した目薬は涙に溶けて、その涙が接する結膜と角膜の病気に効きます。さらに角膜から吸収されて図1-1-1の薄いピンク色で示す前房と後房を満たす房水[*1]に広がります。そのため、房水に接する虹彩、毛様体、それに水晶体など眼球前半の構造も目薬の治療対象です。

しかし水晶体の奥の濃いピンク色で示す含水率99%の硝子体は流動性のないゲル[*2]構造のため、目薬の成分は広がりません。そのため眼球後方の壁にあたる強膜とその内側の脈絡膜、網膜、さらに網膜からの神経線維の集まりである視神経に到達する目薬の量はわずかで、これら眼球後半の病気には目薬はあまり効きません。眼球後半の病気には第2章で取り上げる内服薬や静脈注射薬、あるいは硝子体注射や球後注射のほうが効果的です。

眼科診療所で処方される目薬には表1-1-1のような種類があります。

＊1　房水は毛様体で血液中の血漿成分から作られます。電解質とブドウ糖、酸素を含んでいて、水晶体上皮細胞や角膜内皮細胞を栄養しています。

＊2　ゲルとは0.1 ～ 0.001マイクロメートル 程度の微粒子が溶媒中に分散したコロイド溶液（ゾル）が、流動性を失って固体状になったもの。ゾルとゲルの関係は煮汁と煮凝りのような関係。

図 1-1-1　眼球の断面

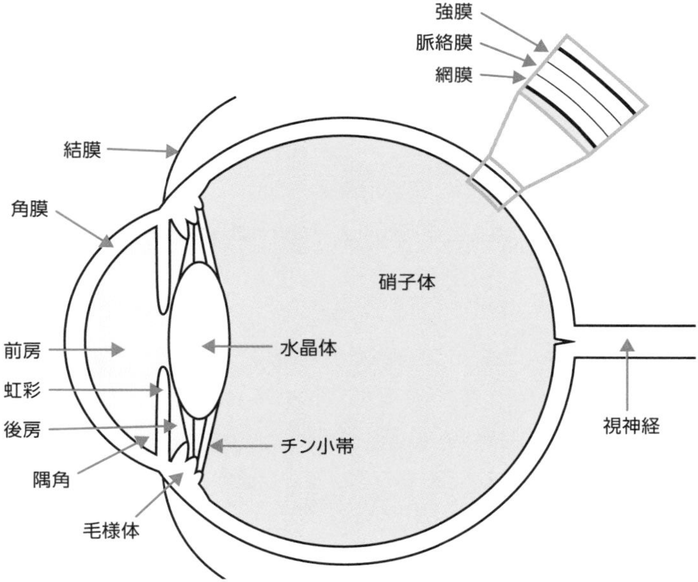

表 1-1-1　眼科診療所で使用される目薬（医療用医薬品）の種類

目薬の種類	治療として使用される病名 （または検査の際の用途）
1.　抗菌点眼薬	細菌性結膜炎、細菌性角膜潰瘍
2.　抗アレルギー点眼薬	アレルギー性結膜炎、春季カタル
3.　ステロイド点眼薬	アレルギー性結膜炎、虹彩炎、強膜炎、非感染性角膜潰瘍、春季カタル、術後炎症
4.　角膜治療点眼薬	点状表層角膜症（SPK）、ドライアイ
5.　白内障用点眼薬	白内障
6.　眼圧を下げる目薬（緑内障治療薬）	緑内障、高眼圧症
7.　検査用点眼薬	（点眼麻酔、眼底検査のための散瞳）

1-2 結膜の構造と結膜炎の種類

目薬の主な治療対象である結膜は角膜の周囲に広がる半透明の薄膜で、白い強膜の表面を覆う眼球結膜と上下のまぶたの裏をカバーする眼瞼結膜に分かれます。両者はつながっていて、結膜嚢という袋を作っています（図1-2-1）。

まぶたの内部には瞼板[*3]という硬い板があるので、上方の眼瞼結膜は上まぶたをひっくり返して観察します。下方の眼瞼結膜は下まぶたを引き下げると見えます（図1-2-2）。

結膜炎は眼球結膜と眼瞼結膜の炎症で血管が拡張して目が赤くなる充血と目やにが主な症状です。

原因によって細菌性、ウィルス性とアレルギー性の３つに分類されます（表1-2-1）。その違いによって目やにに含まれる白血球は異なるパターンを示します。また治療法も異なります。第１章1-3（16頁）から1-5（18頁）で、それぞれの結膜炎について、原因や治療法を詳しく解説していきます。

---

*3　瞼板内部には多数のマイボーム腺があり、涙の表面に広がる油を分泌しています。

*4　好酸球は特異な白血球で、１個でも観察されればアレルギー性と診断してよいとされています。肥満細胞の脱顆粒によるアレルギー即時相反応に引き続く遅発相反応の主役です。

図 1-2-1　まぶたと眼球の断面

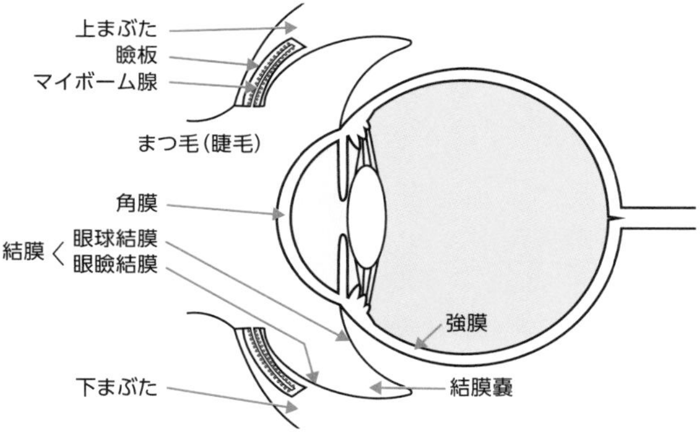

図 1-2-2　上下の眼瞼結膜

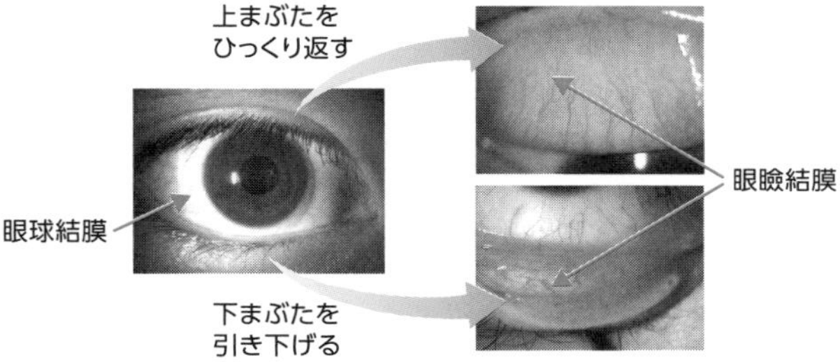

表 1-2-1　主な 3 つの結膜炎の特徴と治療薬

	細菌性結膜炎	ウィルス性結膜炎	アレルギー性結膜炎
特徴的な症状	充血、目やに	大量の目やに、うつりやすい	両眼性、かゆみが強い
目やにの顕微鏡検査（塗抹鏡検）	好中球と細菌	単核球（リンパ球）	好酸球[*4]
そのほかの検査	細菌培養検査	アデノチェック（EKCの場合）	アレルウォッチ
治療薬	抗菌点眼薬	なし（他人にうつさないよう注意しながら自然治癒を待つ）	抗アレルギー点眼薬

1-3 細菌性結膜炎

細菌性結膜炎は最もポピュラーな結膜炎で、結膜表面で増えた細菌が毒素を作り出すとともに白血球を呼び込んで炎症を起こします。そのため充血、目やにの症状が片目または両目に見られます。原因菌が人から人にうつる危険性は次のウィルス性結膜炎に比べるとはるかに低いのであまり心配する必要はありません。ほかの2つの結膜炎との鑑別には目やにの顕微鏡検査[*5]が有用です。

治療には細菌を殺したり増殖を抑えたりする抗菌点眼薬が使われます。細菌性結膜炎の原因となる細菌はたくさんあります。最近の抗菌点眼薬は、1種類で多くの原因菌に対して有効ですが、すべての細菌に有効というわけではありません。また抗菌点眼薬を長く使っていると、耐性菌[*6]のために効かなくなることがあります。抗菌点眼薬でよくならない場合は、細菌性以外の結膜炎の可能性を考えるとともに、細菌の種類を調べる細菌培養検査と、その細菌にどの抗菌点眼薬が効くかを調べる薬剤感受性試験を行います。

＊5　目やにを顕微鏡で観察することを塗抹鏡検と呼びます。細菌性結膜炎では丸い球菌あるいは棒状の桿菌などの細菌とともに、これらを食べに集まって来た細胞の核にくびれがある好中球という白血球が多数見られます。これに対して、ウィルス性では丸い細胞核のリンパ球が主体ですし、好酸球と呼ばれる白血球が1個でも確認できればアレルギー性と診断されます。ただし、忙しい眼科の外来で目やにを採って顕微鏡でのぞく眼科医はあまりいないのが現状です。

＊6　抗菌薬に対する抵抗性をもつように変化した細菌。

1-4 ウィルス性結膜炎

ウィルス性結膜炎の代表はEKC[＊7]と呼ばれる流行性角結膜炎[＊8]です。大量の目やにと他人にうつりやすいことが特徴です。目やにに含まれるウィルスがドアノブや手すりに付着して、そこに手を触れた他人が指で目をこするなどすると感染します。家族にうつしたり学校や職場で集団感染をひきおこしたりするので「流《は》行《や》り目」とも呼ばれます。

充血した結膜には原因となるアデノウィルスが含まれるのでこれをこすり取り、検査キット[＊9]を使って診断します。

残念ながらこのウィルスに対する治療薬はなく[＊10]、風邪と同様で自然に治るのを待ちます。充血と目やにが収まるまで1～2週間かかります。治療ではなく感染予防が大切で、自分がかかった場合にはそれを広げないように、こまめな手洗いや他人との接触を避ける注意が重要です。

ウィルス性結膜炎にはそのほか咽頭結膜熱（プール熱）[＊11]や急性出血性結膜炎（AHC）などがあります。

＊7　Epidemic Keratoconjunctivitisの略。

＊8　結膜炎だけでなく、炎症によって多発性角膜上皮下混濁（MSI：Multiple Subepithelial corneal Infiltrates）と呼ばれる角膜病変を伴うことがあるため、角結膜炎と名づけられています。

＊9　抗原抗体反応を利用する検査でアデノチェックと呼ばれるキットなどが使用されます。

＊10　症状を軽くしたり細菌感染を予防したりする目的で点眼薬が処方されることはあります。角膜の変化を生じた場合にはステロイド点眼薬を使用します。

＊11　EKCとは異なるタイプのアデノウィルスで感染します。プールでうつることが多く、のどの痛みと発熱を伴います。最近はEKCと咽頭結膜熱を併せてアデノウィルス結膜炎と呼ぶこともあります。

1-5 アレルギー性結膜炎

アレルギー性結膜炎は通常、両目に見られ、激しいかゆみが特徴です。原因は花粉やダニの死骸成分などのアレルゲンです。アレルギー性結膜炎患者さんの結膜に存在する肥満細胞[*12]の表面には特定のアレルゲンに反応するIgE抗体[*13]が多数突き刺さっています。そこにアレルゲンが結合すると、肥満細胞内部の顆粒に貯蔵されていた化学物質が放出[*14]され、そのうちのヒスタミンが知覚神経を刺激して激しいかゆみを生じます（図1-5-1）。

アレルギー性結膜炎の治療に使われる抗アレルギー点眼薬には2種類あります。ひとつは、かゆみを感じる結膜の知覚神経の末端にヒスタミンが結合するのをブロックする抗ヒスタミン薬[*15]で、かゆみの症状を直接的に抑えてくれます。もうひとつは肥満細胞に働いてヒスタミンなどの化学物質の放出を抑える薬[*16]ですが、かゆみを抑える効果は間接的です。

アレルギー性結膜炎に対してはアレルギー反応にかかわる炎症細

---

*12　肥満細胞の名前は、細胞自体の見た目に由来していて、からだの肥満とは無関係です。マスト細胞とも呼ばれます。

*13　形質細胞という免疫細胞が産生するたんぱくで、アレルギー性結膜炎患者さんの涙には多くのIgE抗体が含まれています。その量はアレルウォッチという検査キットで測定でき、アレルギー性結膜炎の診断に役立ちます。

*14　肥満細胞の内部に含まれる顆粒の内容物が放出されることを脱顆粒と呼びます。

*15　ヒスタミンH1受容体拮抗薬と呼ばれます。ちなみに胃潰瘍の治療に使われるのはヒスタミンH2受容体拮抗薬です。

*16　メディエーター遊離抑制薬と呼ばれます。

胞[*17]を抑えるステロイド点眼薬も使用されます。ただし長期に運用するとステロイド緑内障などの副作用が問題になります[1]。

図 1-5-1　アレルギー性結膜炎の仕組みと治療薬の作用部位

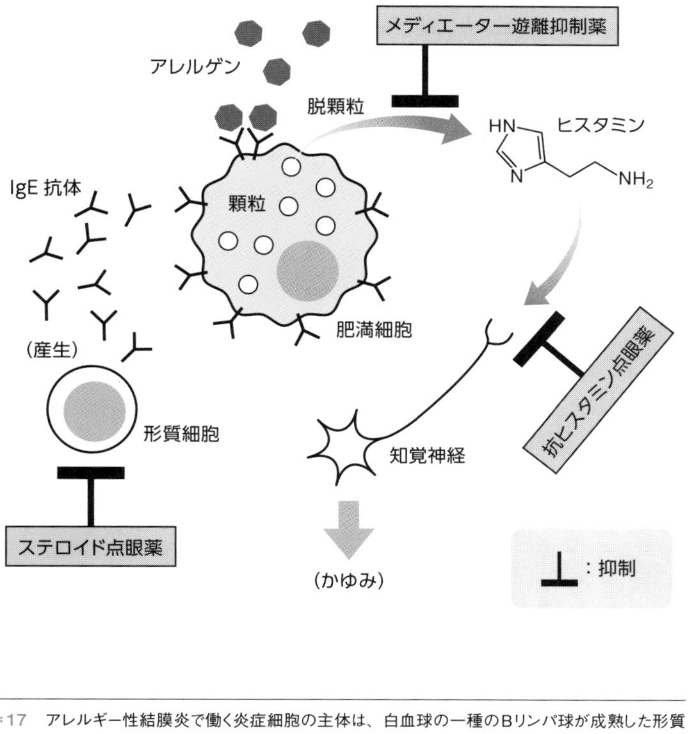

＊17　アレルギー性結膜炎で働く炎症細胞の主体は、白血球の一種のBリンパ球が成熟した形質細胞です。

Column

目薬のさし方の基本

目薬は涙に溶けて効果を発揮するので、上下のまぶたの間に落ちればOKです。点眼後、患者さんが目を閉じると、目薬は角膜表面を含め結膜嚢内全体に広がって点眼の効果が発揮されます。目薬1滴の量は40~50マイクロリットル[*18]、まぶたの間に収まる量は7マイクロリットルなので**[2]**、同じ目薬を2滴以上点眼する必要はなく1滴で十分[*19]です。点眼びん1本の目薬の総量は多くの場合5ミリリットルで、使い切るまでに100~125回の点眼ができます。両目に1日4回点眼するよう指示された場合、1か月の所要量は2本程度[*20]です。

患者さんに点眼する場合は頭を後ろに倒して[*21]、上目使いをしてもらいます。指で下まぶたの皮膚を下方に引っ張り[*22]、下まぶたの裏の眼瞼結膜（図1-5-2の矢印）に1滴垂らします。このとき、点眼ボトルを目に近づけ過ぎるとボトルの先端にまつ毛が触れます。まつ毛には雑菌が付着しているので、それを吸い込んで目薬が細菌で汚染される危険性があるので、点眼の際には気を付けていただきたいポイントのひとつです。

＊18　1マイクロリットルは1ミリリットルの1000分の1。

＊19　ただし落ちてくる目薬を見て無意識にまばたきをするため、まぶたの間に目薬が入らないことは、高齢の患者さんではよくあります。

＊20　しかし次の予約日までに目薬が足りなくなり予約外で受診される患者さんは少なくありません。1回の点眼ではうまく目に入らず、片目で2滴以上消費することがその主な原因です。

＊21　赤ちゃんは布団の上に仰向けにして点眼します。

＊22　図の星印は指で押さえた拭き綿で、まぶたの外にあふれた目薬を吸い取るためです。

患者さんが自分で点眼する際は、片手で目薬のボトルを持ち、他方の手の2本の指で上下にまぶたを広げ、点眼する目で点眼ボトルの先を見ながら角膜上に点眼します。自分でうまく点眼できない場合は、市販の点眼補助具を利用することもひとつの方法です。調剤薬局などで相談すると紹介してくれます。

図 1-5-2　**点眼方法**

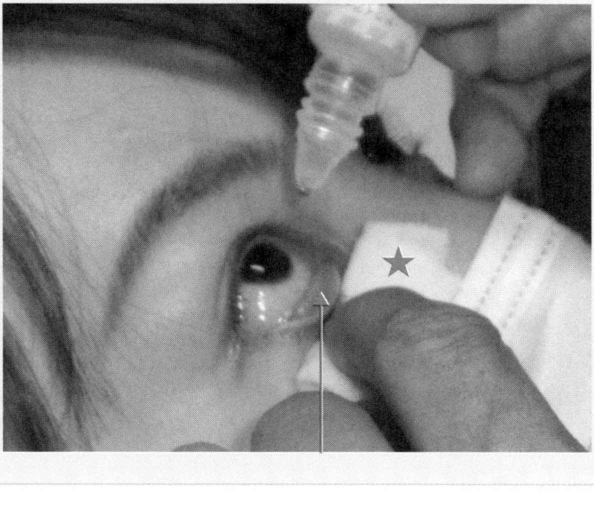

1-6 細菌性角膜潰瘍

角膜上皮には細菌の侵入を阻止するバリアーの役割があります。稲穂による突き目やコンタクトレンズのトラブルで角膜上皮が剥がれ、そこにコラーゲンを溶かす毒素を分泌する細菌[*23]が感染し増殖すると、角膜実質の主成分であるコラーゲン線維が溶けて、角膜が掘れていく角膜潰瘍を生じます。細菌性結膜炎よりもはるかに重症で、目の痛み（眼痛）と充血[*24]が目立ち、視力も低下します。角膜潰瘍が進行して前房にまで達する角膜穿孔に至ると、無菌の眼球内に細菌がなだれ込んで眼内炎で失明します（図1-6-1）。

細菌性角膜潰瘍に対しては抗菌点眼薬の頻回点眼を行い、入院して抗菌薬の点滴治療を行うこともあります。治療に難渋して数か月の長期の入院となることも少なくありません。そうならないためには、細菌性結膜炎の項で説明した塗抹鏡検、細菌培養検査、薬剤感受性試験での起炎菌の診断と効果のある点眼治療薬の選択が重要です。これらの検査は抗菌点眼薬の使用開始後に行うと、誤った結果になる危険性があるので、治療を開始する前に行っておくべきです。

＊23　黄色ブドウ球菌、肺炎球菌、緑膿菌は細菌性角膜潰瘍の起炎菌として有名です。

＊24　角膜潰瘍で見られる充血は結膜の下で角膜に連続する強膜の血管の拡張が主な原因で、毛様充血と呼ばれます。ちなみに結膜炎での充血は角膜から離れるほど赤味が強くなり、結膜充血と呼ばれます。

図 1-6-1　**角膜潰瘍**

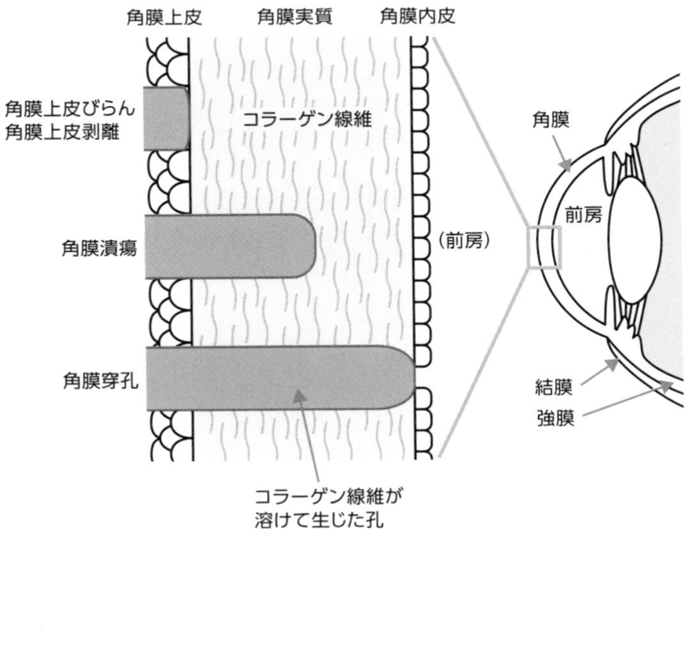
角膜上皮
角膜実質
角膜内皮
角膜上皮びらん
角膜上皮剥離
コラーゲン線維
角膜潰瘍
（前房）
角膜穿孔
コラーゲン線維が
溶けて生じた孔
角膜
前房
結膜
強膜

1-7 細菌感染以外の角膜炎、角膜潰瘍

角膜に感染する病原微生物には、細菌以外にカビである真菌、原虫に分類されるアカントアメーバ[*25]、それにウィルスがあります。また病原微生物の感染ではなく、関節リウマチなど免疫の異常による炎症が原因の非感染性角膜潰瘍もあります（図1-7-1）。それぞれ、異なる治療薬が用いられます（表1-7-1）。

多くの種類がある抗菌点眼薬に比べて抗真菌あるいは抗ウィルスの点眼治療薬のレパートリーは貧弱です。市販薬としては、抗真菌薬はピマリシン点眼薬とその眼軟膏だけで、抗ウィルス薬もアシクロビル（ゾビラックス）眼軟膏[*26]に限られます。さらにアカントアメーバに対する市販の点眼薬はなく、抗真菌点眼薬を代用したり、消毒薬であるクロルヘキシジンを自家調整した点眼薬を使用したりします。非感染性角膜潰瘍にはステロイド点眼薬が使用されます。

＊25　水道水に存在するので、保存に水道水を使用するなどのコンタクトレンズの誤使用で感染発症します。

＊26　アシクロビル眼軟膏が効くのは単純ヘルペスウィルスと水痘帯状疱疹ウィルスだけで、流行性角結膜炎を起こすアデノウィルスには効果がありません。

図 1-7-1　細菌感染以外の角膜炎、角膜潰瘍

A 真菌性角膜潰瘍

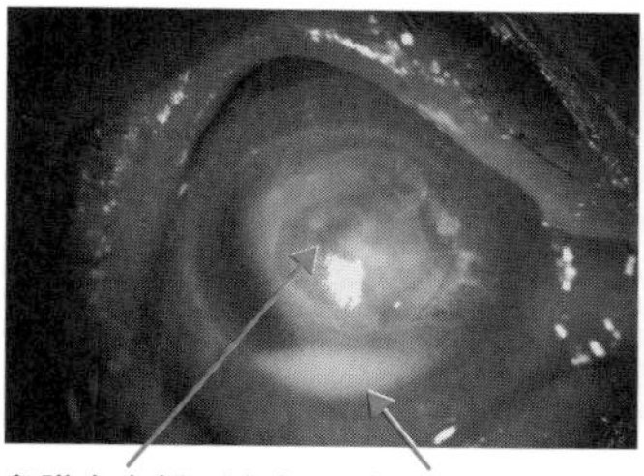

B ヘルペスウィルス角膜炎

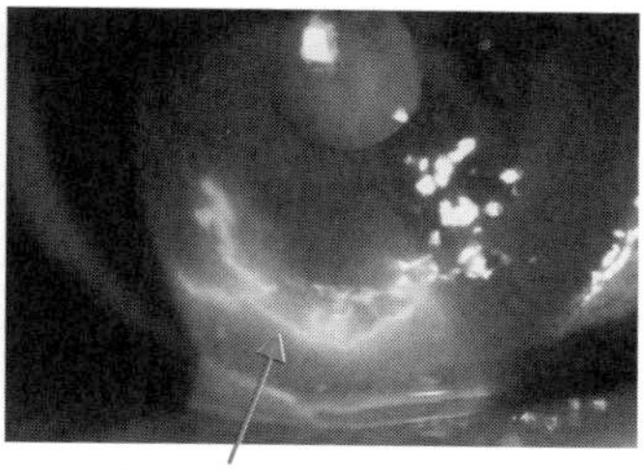

C 非感染性角膜潰瘍

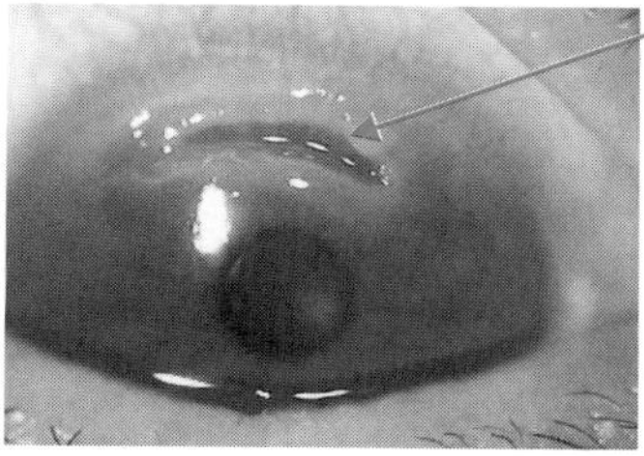

表 1-7-1　原因別の角膜炎、角膜潰瘍の治療薬

病名	原因	治療
細菌性角膜潰瘍	緑膿菌、肺炎球菌、黄色ブドウ球菌など	抗菌点眼薬
真菌性角膜潰瘍	カンジダ、フザリウムなど	抗真菌点眼薬
アメーバ角膜炎	アカントアメーバ	角膜擦過、消毒薬
ウィルス性角膜炎	単純ヘルペスウィルス	抗ウィルス眼軟膏
非感染性角膜潰瘍	関節リウマチなど	ステロイド点眼薬

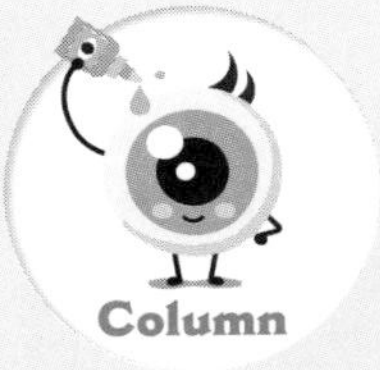

目薬の作用時間を延ばす方法と眼軟膏

点眼された目薬は結膜嚢の中の涙に溶けますが、その涙はまばたきのたびに涙嚢に排出され、代わりに涙腺から新たに分泌されてくる涙で置き換えられます。そのため涙に溶けている目薬の濃度は急速に減少し、目薬がその有効濃度の範囲で角膜から吸収されるのは、点眼後5分以内と言われています。目薬の効果を長引かせるためには点眼後目を閉じて、目頭の皮膚と鼻の骨の間にある涙嚢（131頁、図4-11-1参照）を皮膚の上から指で押さえて、涙の排出を阻止することが勧められます（図1-7-2）。

また2種類以上の目薬を点眼する場合、続けてさすと最初の目薬が角膜や結膜から吸収される前に2番目の目薬で押し流されてしまうので、点眼の間隔は5分程度空けることをお勧めします。

薬の効果を延長するには油性の眼軟膏を使用するのもよい方法です。結膜嚢に溜まった軟膏は、涙としてすぐに排出されることはありません。薬の成分が少しずつ涙に溶けるので、長時間にわたって角膜や結膜表面の細胞に吸収されます。チューブに入った眼軟膏は押し出して、図1-7-3のように下まぶたの眼瞼結膜上に載せた後、まばたきをすると結膜嚢全体に広がります。欠点はべたべたする不快感です。

また顔面神経麻痺やバセドー病の眼球突出などで上下のまぶたが閉じず[＊27]角膜表面が露出する状態のときは、蒸発しにくい眼軟膏のほうが角膜表面を長時間覆って、角膜を乾燥から防ぐことができます。

＊27　兎眼（とがん）と呼ばれます。

図 1-7-2　点眼の効果を持続させる閉瞼と涙嚢圧迫

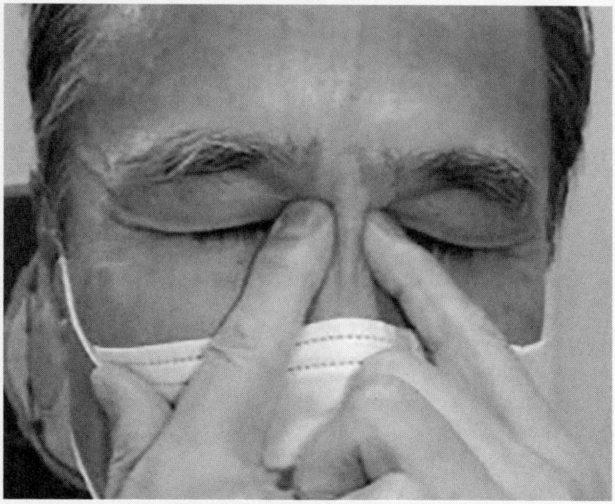

図 1-7-3　眼軟膏の使用法（イメージ図）

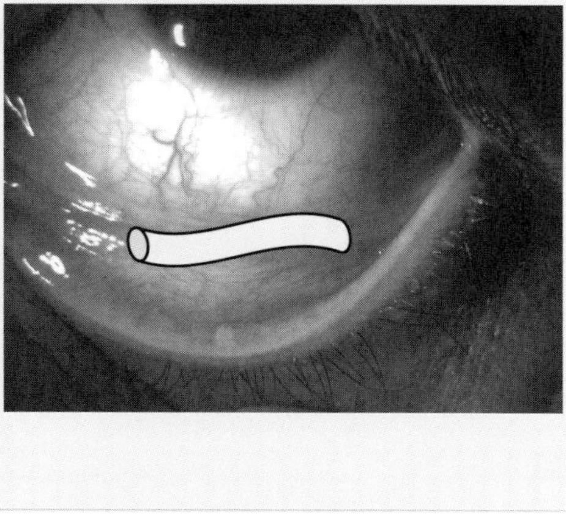

1-8 虹彩炎のメカニズムとステロイド点眼薬

虹彩（毛様体）炎は眼球内部の前半に位置する虹彩や毛様体での炎症です。虹彩、毛様体、脈絡膜はまとめてぶどう膜[*28]と呼ばれるので、虹彩炎は前部ぶどう膜炎とも言います。ぶどう膜炎には細菌やウィルスなどの病原体に対する感染性ぶどう膜炎[*29]とからだの免疫の暴走による非感染性ぶどう膜炎[*30]があります。

虹彩炎では目の充血、眼痛、霧視（かすみ）を訴え、細隙灯顕微鏡で見ると虹彩や毛様体の血管から前房内に出てきた炎症細胞である白血球やたんぱくの濁り[*31]が観察されます。前房内の白血球は大量だと前房下部に貯留して水平面を作る白いうみ、すなわち前房蓄膿[*32]を生じることがあります（図1-8-1）。蓄膿とは言っても、白血球だけが貯留していて通常、細菌は含まれません[*33]。

虹彩炎にはステロイド点眼薬が使用されます。ステロイドには炎症を抑

＊28　いずれも黒いメラニン色素が豊富で血流に富んで赤い赤血球を多く含み、赤黒いブドウのように見えるためです。

＊29　原因として、トキソプラズマ、梅毒、結核、水痘帯状疱疹ウィルスなどがあります。

＊30　ベーチェット病、サルコイドーシス、原田病などが含まれます。

＊31　前房内で観察される白血球は細かい粒状なのでセルと呼ばれ、淡いもやのように見えるたんぱくはフレアと呼ばれます。ともに虹彩炎の主要な所見です。

＊32　ベーチェット病でよく見られ、再発性前房蓄膿と呼ばれます。

＊33　例外は細菌性術後眼内炎や転移性眼内炎で見られる前房蓄膿で、これらの病気では前房内で細菌が増殖しています。

図 1-8-1　前房蓄膿

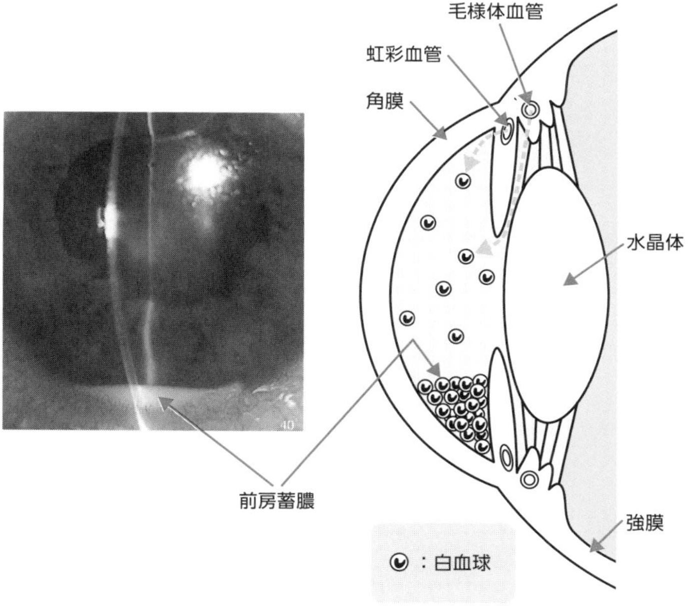

える抗炎症作用と、炎症の元になる免疫反応自体を抑制する免疫抑制作用があります。いずれも侵入してきた病原微生物と戦う白血球の働きを弱めるので感染症には逆効果です。しかし虹彩炎では原因が細菌感染であっても、前房内で悪さをしているのは細菌自体ではなく過剰反応している白血球[*34]なので、その働きを抑えるステロイド点眼が使用されます。

ステロイド点眼薬は感染によらないアレルギー性結膜炎、非感染性角膜潰瘍、角膜移植後の拒絶反応、白内障手術後の術後炎症などでも使用されます。

ステロイドは注射薬、内服薬としても広く使用されますが、重い副作用が多い点が問題で、「毒にも薬にもなる」薬です。ステロイド点眼薬の最大の副作用は長期間使用したときに生じる眼圧上昇です。眼圧をチェックせずに長期間、安易に使用し続けると、ステロイド緑内障[*35]で視野が失われて失明することがあります。ステロイド点眼薬で治療中の患者さんが受診するたびに眼圧検査を受けるのはそのためです。

＊34　虹彩炎ではなく細菌性角膜潰瘍では、角膜内部で増殖する細菌と戦っている白血球を抑えるステロイド点眼薬は原則禁忌です。

＊35　重症のアレルギー性結膜炎のひとつの春季カタルでは、作用の強いステロイド薬を長期に使用して緑内障を発症することがかつては問題でしたが、最近では眼圧上昇作用のないシクロスポリンやタクロリムスなど免疫抑制薬の点眼薬がステロイド点眼薬の代わりに処方されることが多くなりました。

1-9 点状表層角膜症とドライアイ

点状表層角膜症（SPK[*36]）は目の痛みを引き起こすありふれた病気です。角膜上皮びらんとも呼ばれ、角膜表面を覆う角膜上皮細胞が剥がれ落ちます（23頁、図1-6-1参照）。原因は紫外線[*37]、コンタクトレンズ[*38]、顔面神経麻痺[*39]、ドライアイなどさまざまです。

フルオレセインナトリウムという蛍光色素で角膜を染めて、青い光で照らす生体染色検査では、剥げ落ちた角膜上皮が多数の点として黄色く光って見えます（図1-9-1）。剥がれた角膜上皮細胞の下に伸びる知覚神経線維の末端が露出するため、痛みや異物感の症状を引き起こします（図1-9-2）。

点状表層角膜症の治療には、角膜の栄養となるビタミンB_2を補うもののほか、角膜表面の保水性を高めるヒアルロン酸ナトリウムの目薬が使用されてきました。

一方、この病気の最大の原因であるドライアイでは、涙の量を補う人工涙液の目薬も使われます。しかし最近の研究成果から、涙の絶対量だけでなく眼球表面を覆う涙液層の不安定性が、ドライアイの重要な原

＊36　Superficial Punctate Keratopathyの略。

＊37　紫外線による点状表層角膜症は電気性眼炎（ネーミングとしては不適当ですが歴史的にそのように呼ばれている）で、スキーを楽しんだ後に起こる雪目や海釣りの後の目の痛みなどです。

＊38　破損したコンタクトレンズやコンタクトレンズをはずさずに就寝した際に起こります。

＊39　まぶたが閉じず角膜が乾燥するためで、兎眼（とがん）と呼ばれます。

因として注目されるようになりました。涙液層（膜）とは角膜や結膜の表面に薄く広がる涙をフィルム状の膜として捉える考え方で、その安定には角膜表面の水濡れをよくするムチン[*40]と呼ばれる粘性の物質と、マイボーム腺から分泌される涙の蒸発を抑える油が重要であることがわかっています（図1-9-2）。

2017年現在、ドライアイは国際的には涙の絶対量が不足する涙液分泌減少型と油の不足による涙液蒸発亢進型に分類されています。しかし日本の研究者はこれに加えて水濡れ性低下型という3番目のサブタイプの重要性を提案し**[3]**、ムチンを増やす点眼薬が多く使用されるようになっています**[4]**。

涙液分泌減少型に対しては従来からの人工涙液点眼薬が使用されます。一方、涙液蒸発亢進型のドライアイでは涙の表面の油層の油を供給するマイボーム腺の働きの低下[*41]が重要で、抗菌点眼薬やまぶたを温める温罨法《おんあんぽう》（149頁、図5-3-2参照）などの治療法があります**[5]**。

＊40　ムチンは上皮細胞などから分泌される粘性物質で胃腸や鼻の粘膜を保護する粘液の主成分です。糖とたんぱく質が結合してできた糖たんぱくで分子量100万～1000万の高分子です。ムチンは水が主成分の涙と油が主成分の角膜上皮細胞の表面がなじむのを助けます。

＊41　マイボーム腺機能不全でMGD (Meibomian Gland Dysfunction)と略されます。

図 1-9-1　点状表層角膜症（SPK）の生体染色細隙灯顕微鏡検査

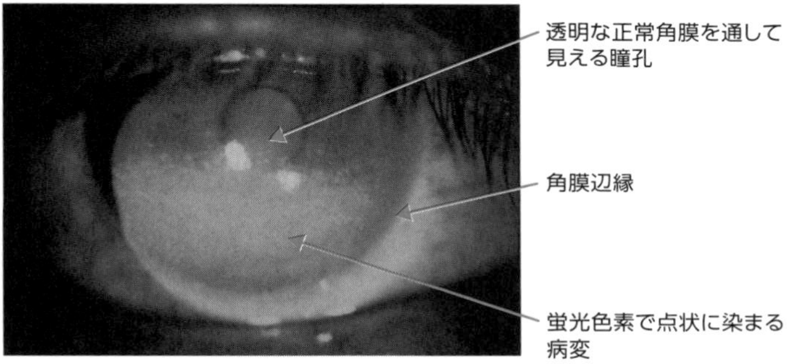

図 1-9-2　角膜表面と涙

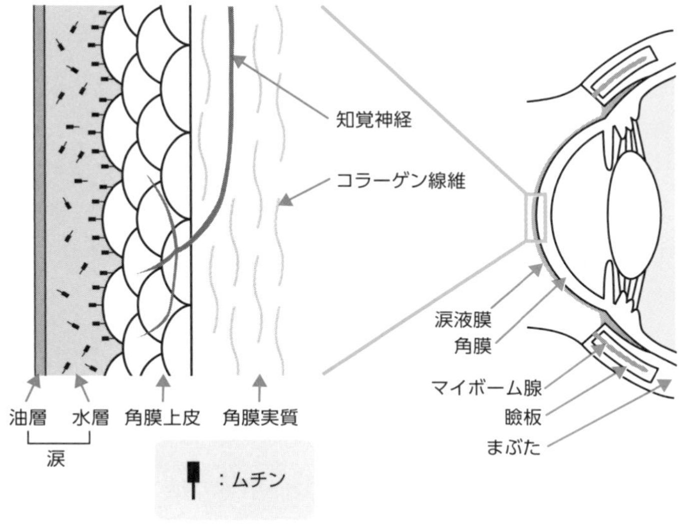

1-10 白内障のメカニズムと白内障の目薬

白内障は本来透明な水晶体が濁るポピュラーな目の病気で、かすんで見え辛くなったり視力が低下したりします。

水晶体は組成の３分の2が水分で、残り３分の1はクリスタリンと呼ばれる水溶性のたんぱくです。白内障の原因として最も多い加齢性の白内障[*42]では、紫外線などのストレスによってこのたんぱくが互いにくっついて凝集し不溶性の大きな塊になるため、光を散乱して濁りを生じます（図1-10-1）**[6]**。

そこで水晶体の水溶性たんぱくの凝集を抑制する効果のある目薬が、白内障の予防のために広く用いられています。ただし、すでに濁ってしまった水晶体を透明にする効果はないので、白内障が進んで見えにくくなり不自由を感じる場合は、いたずらに点眼薬に頼るのではなく、第４章で取り上げる白内障手術を受けることをお勧めします。白内障予防の目薬はまだ見え方に不自由を感じていない軽度の白内障患者さんや、さまざまな理由ですぐには手術を受けることができない患者さんでの使用が適しています。

＊42　白内障の原因には加齢のほかに、糖尿病、外傷、放射線、遺伝、ぶどう膜炎などさまざまです。

図 1-10-1　白内障で水晶体が濁るメカニズム

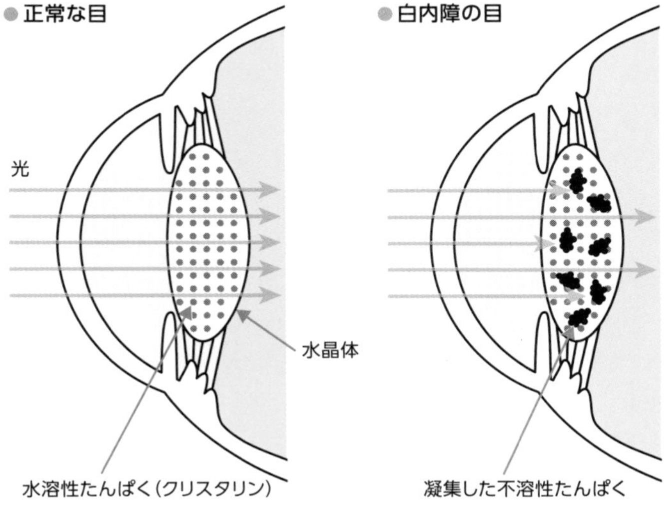

1-11 緑内障のメカニズムと眼圧を下げる目薬

緑内障は2018年に日本緑内障学会が作成した『緑内障診療ガイドライン（第４版）』の第１章「緑内障の定義」では、視神経と視野に特徴的な変化が見られる病気とされています[7]。眼底写真に写る白い円板は網膜の神経線維が集まって眼球から出ていく視神経の一部で、視神経乳頭（図1-11-1上、中）と呼ばれます。その中央は正常の目でも窪んでいて視神経乳頭陥凹《かんおう》と呼ばれます（図1-11-1中の4本の細い矢印で示す範囲）。緑内障の目ではこれが拡大するのが特徴です（図1-11-1下）。これは窪みの周囲のリムと呼ばれる土手の部分を通過する神経線維が抜け落ちるためです。神経線維の脱落に対応して視野が欠けます。

緑内障は進行性の病気で、視野欠損の範囲がさらに拡大すると、ついには失明することもあります。手術を行っても白内障のように視力は回復せず、視野も失われたままです。治療は失われた視野を取り戻すことではなく、神経線維のさらなる脱落を阻止あるいは遅らせることです。

神経線維が脱落する緑内障の最大の危険因子は眼圧で、多数の患者さんの協力で行われた臨床研究によって、目薬の治療であっても手術治療であっても、眼圧が下がれば視野の悪化が鈍化することが確認されました[8]。上記のガイドラインにも「通常眼圧を十分に下降させることにより視神経障害を改善もしくは抑制しうる」と記載されています。したがって視野がまだ十分に残っている早期の段階で緑内障を発見して、眼圧を下げる治療をスタートし、寿命のある間、必要な視野を守ることが緑内

図 1-11-1　視神経乳頭陥凹とその拡大

正常な眼底写真

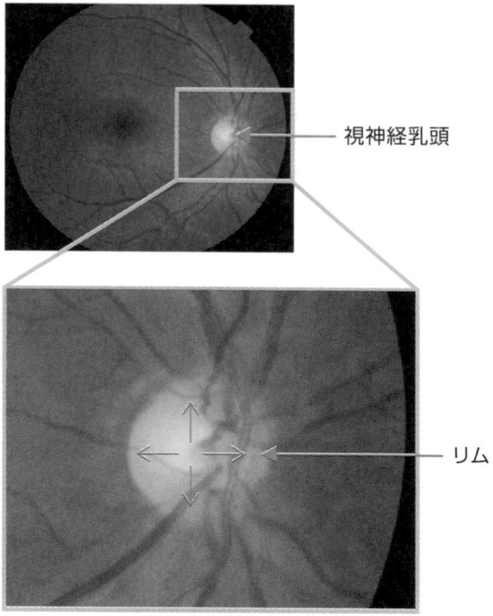

正常な視神経乳頭

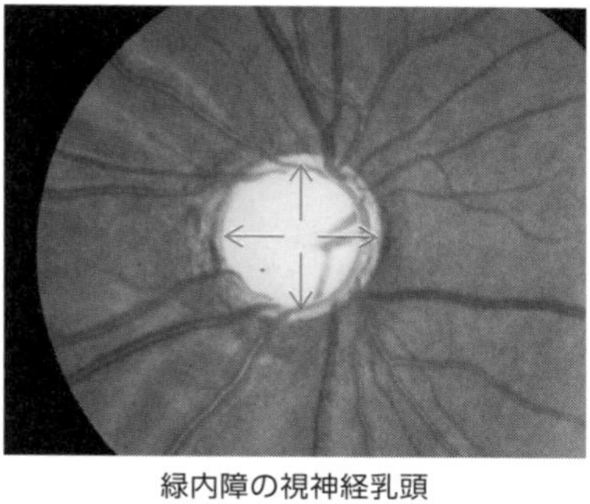

緑内障の視神経乳頭

障の治療戦略になります。

眼圧は眼球前半の前房と後房を満たす房水の圧として測定しますが、これは視神経乳頭にかかる圧と等しくなります。房水は毛様体で作られ隅角（図1-11-2）から排出されるため、緑内障治療薬として処方される眼圧下降の目薬は

①房水の産生を抑える
②房水の排出を増やす

のいずれかに分類されます。

①と②のそれぞれに対応して多くの目薬[*43]があり、複数の目薬を組み合わせて使うこともあります。多くの緑内障は完治することはないので、眼圧を下げる目薬による治療は一生続きます。そのため副作用が問題になり、点状表層角膜症（33頁、図1-9-1参照）、まぶたの皮膚や虹彩の黒ずみ、結膜充血などが含まれます。また目薬とはいっても、涙に溶けた成分が鼻やのどの粘膜から吸収されるため、目に対する副作用だけでなく心不全や喘息を悪化させるという全身性の副作用が問題になることもあり、注意が必要です。

＊43　房水の産生抑制の目薬としてβ遮断薬、炭酸脱水酵素阻害薬などがあり、房水の排出を促進する目薬としてプロスタグランジンなどの目薬があります。

図 1-11-2　房水、眼圧、視神経乳頭

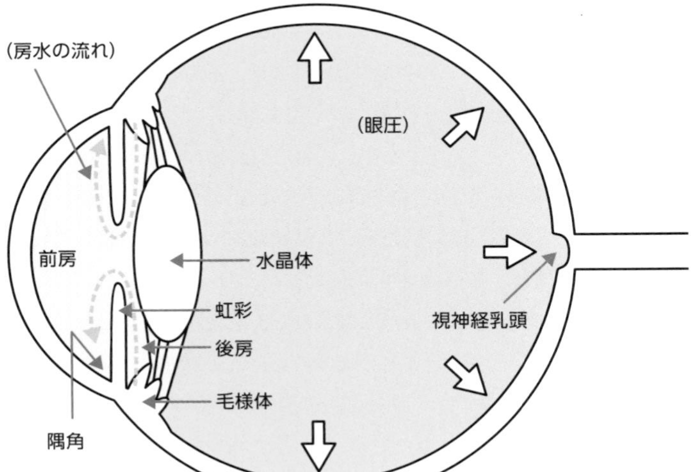

1-12 痛みを一時的に抑える点眼麻酔薬

目薬には治療目的以外に、検査に使用されるものがあります。緑内障の診察で使う眼圧計のチップ[*44]や隅角を観察する隅角鏡が触れる角膜表面の知覚は鋭敏なので、そのままでは痛くて検査できません。そこで点眼麻酔薬[*45]を使用して知覚を麻痺させます。1滴点眼すると1～2秒で指や器具が角膜に触れても平気になり、その効果は20～30分程度持続します。

点眼麻酔薬は痛みで目を開けることができない患者さんの診察でも活躍します。図1-12-1上は角膜断面の顕微鏡写真です。角膜の表面は角膜上皮と呼ばれ、数層の細胞が積み重なっています。

この角膜上皮の全層がシート状に剥がれる状態は角膜上皮剥離（23頁、図1-6-1参照）と呼ばれ、激しい痛みのために患者さんは目を開けることができません。そこで眼科医が点眼麻酔薬を点眼すると、それまでの痛みがうそのように消えてなくなり、楽に目が開いて検査ができるようになります。図1-12-2は、そのようにして目を開いた際に撮影した細隙灯顕微鏡の写真で、星印の白い部分で角膜上皮が剥がれています。

＊44　アプラネーショントノメーターという圧平式眼圧計で角膜表面をプリズムチップで押して圧平します。

＊45　ベノキシール（一般名はオキシブプロカイン）。

図 1-12-1　**角膜の構造**

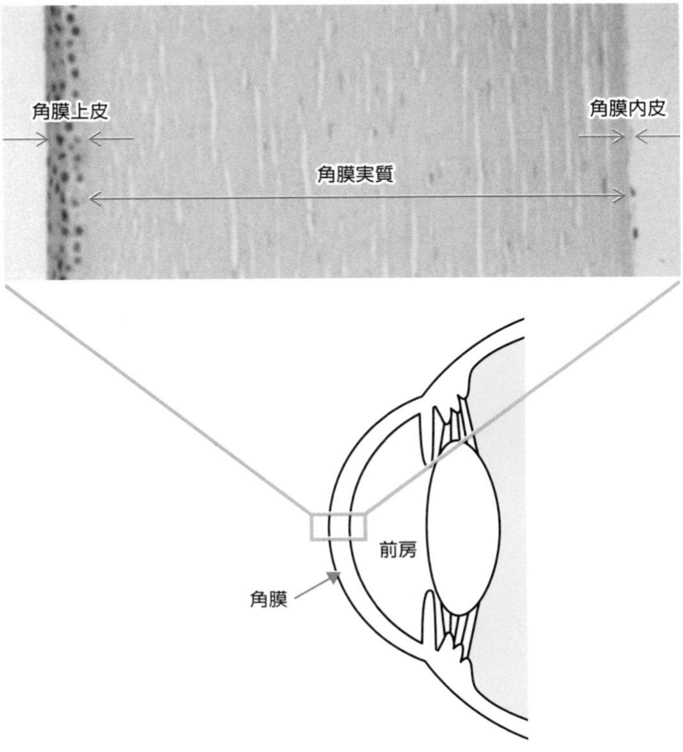

患者さんにとって激しい痛みから解放してくれる点眼麻酔薬は魔法の薬ですが、麻酔効果がなくなる30分後には再び痛みが戻ります。そこでこの目薬を希望する患者さんがいますが、薬の添付文書には、「患者には渡さないこと*46」と明記されています。代わりに感染予防を兼ねた抗菌薬の眼軟膏を処方します。油分が角膜表面を覆うことで、いくぶん痛みが軽くなり、その間に角膜上皮が再生するのを待ちます。

図 1-12-2　角膜上皮剥離

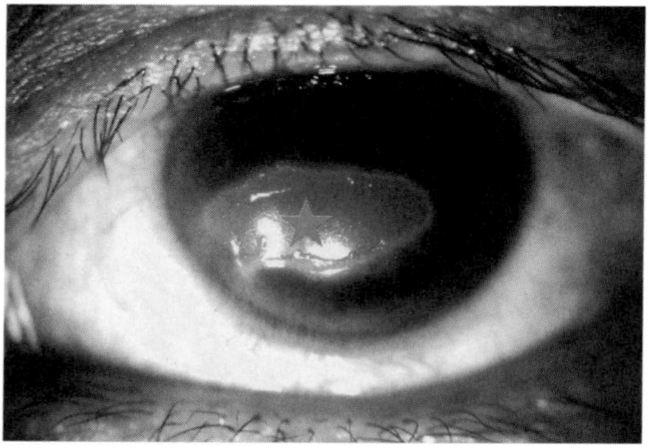

*46　持続時間の短い点眼麻酔薬を繰り返し点眼すると角膜の傷の治りが遅れて、重症の角膜障害を生じる危険性があるためです。

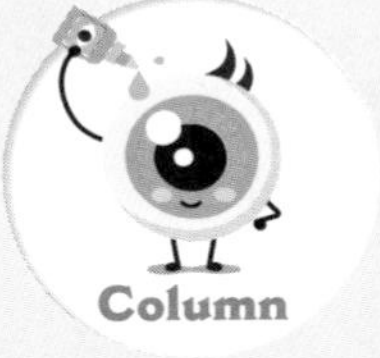

ドラッグストアの目薬と診療所の点眼薬

ドラッグストアの棚には風邪薬、胃薬、痛み止め、湿布薬などが並んでいます。医師の処方箋なしに購入できるこれらの薬は一般用医薬品あるいはOTC薬と呼ばれます。その棚の一角を目薬が占めていて、コンタクトレンズ装用者の目の乾きに対する人工涙液や、疲れ目に対するビタミン配合の目薬が並んでいます。しかしここには診療所や病院の眼科で処方される点眼薬はありません。眼科の診療で処方されたり検査で使用されたりする点眼薬は、OTC薬に対して医療用医薬品[9]と呼ばれ、その内容は表1-1-1（13頁）に示しました。

両者の違いのひとつに、含まれる成分の組み合わせがあります。OTC薬の目薬では複数の成分が含まれている場合が少なくありません。特に市販されている高価な目薬には、角膜の水分保持、炎症抑制、ピント調節、血管収縮、ビタミンなど、多くの異なる成分が含まれています。

一方、表1-1-1に登場する医療用医薬品の点眼薬は、眼科医が患者さんの目の病気を診断した上で、効果のある薬をピンポイントで選択して処方するので多くは単一成分の薬[*47]です。これらの目薬を手に入れるには医師が発行する処方箋が必要で、通常のドラッグストアではなく調剤薬局[*48]で受け取ります。

＊47　２種類の薬が混ざった緑内障用の配合点眼薬もありますが例外的です。

＊48　最近は調剤薬局を兼ねたドラッグストアも増えてきました。

1-13 眼底検査のための散瞳薬

一般に黒目と呼ばれているのは茶色の虹彩と、虹彩に囲まれている瞳孔（ひとみ）です。この上を透明な角膜が覆っています。白目と呼ばれているのは強膜で、こちらは半透明の結膜に覆われています（図1-13-1）。

黒目の中心の瞳孔は外界の光を眼球内に取り入れる窓です。明るい昼間はまぶしさを抑えるために瞳孔径は小さくなります。これを縮瞳と呼びます（図1-13-1左）。一方、暗い夜間はわずかな光をたくさん取り入れる必要があるので、瞳孔径は大きくなります。これを散瞳と呼びます（図1-13-1右）。

瞳孔の大きさは虹彩の内部の瞳孔括約筋と瞳孔散大筋のバランスで決まります。前者は瞳孔周囲をリング状に走り、後者はそれに対して垂直な放射状に並んでいますが、表面からは見えません。

網膜や視神経の病気では瞳孔を通して眼底を観察する眼底検査を行います。その際、瞳孔が広がっていたほうが見やすいので、散瞳薬[*49]を点眼して瞳孔括約筋を一時的に麻痺させます。散瞳薬の代表はアトロピンですが、作用時間が7～10日程度と長すぎるため、検査用としては、20～30分で効果を発揮して4～5時間で切れる目薬[*50]を使います。図1-13-1左の写真の瞳孔径は3ミリメートルですが、散瞳薬を点眼すると

＊49　散瞳薬の多くは抗コリン薬で瞳孔括約筋を収縮させるアセチルコリンの働きをブロックします。

＊50　通常、一般名がトロピカミドのミドリンと瞳孔散大筋を収縮させるフェニレフリンの配合薬であるミドリンPを使用します。

図1-13-1右のように直径8ミリメートルほどの大きさになります。

なお散瞳すると瞳孔径が元に戻るまでは、屋外に出るとまぶしいので車の運転には注意が必要です。また一時的にスマートフォンの画面の文字にピントが合わなくなります。これは散瞳薬に毛様体の中の毛様体筋を麻痺させる働きがあるため、水晶体を厚くして近くにピントを合わせる調節作用も一緒に麻痺するためです。

図1-13-1　縮瞳（左）と散瞳（右）

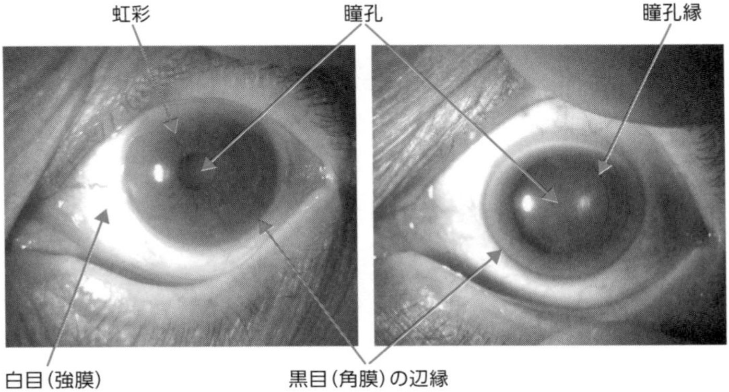

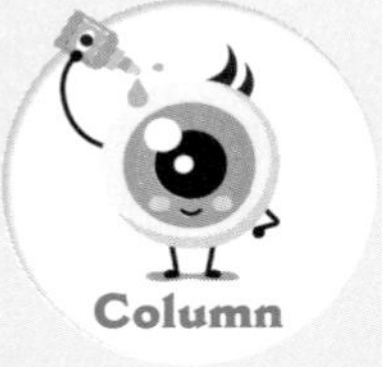

不用意な散瞳薬の点眼による急性緑内障発作

Yさんは80歳の女性です。20年前から糖尿病があり、目の合併症である糖尿病網膜症のチェックのため、1年に一度、近くの眼科で検査を受けていました。今年も散瞳薬の点眼で眼底検査を終えた後、頭痛がして帰宅後、嘔吐しました。翌日内科を受診したとき左目は充血していましたが、からだには異常は見られず熱中症ではないかと言われました。2週間後、眼科を再診した際に、初めて左目がほとんど見えていないことに気づき、眼圧を測定したところ、右は14でしたが左は65と著しい高値でした。左目の急性緑内障発作と診断され、大学病院を紹介され、眼圧を下げる緊急処置の後、手術も受けましたが、視神経の障害のため左目は光も分からない「光覚弁なし[*51]」の視力から回復しませんでした。

角膜と虹彩が接近して前房の深さが浅くなる浅前房《せんぜんぼう》は、中高年の女性の遠視の目に多く、不用意に散瞳薬を点眼すると、診察後に眼圧が急上昇して激しい目の痛みと頭痛や吐き気を生じる急性緑内障発作[*52]を起こすことがあります。眼科医はこのような眼圧上昇発作を起こす危険性がないかどうか、散瞳薬を点眼する前に角膜と虹彩の間の距離、すなわち前房の深さを必ずチェックします。

＊51　光覚弁は瞳孔に強い光を入れた際に患者さんが光を感じることができる視力です。「光覚弁なし」とは、完全な失明を意味します。

＊52　散瞳によって虹彩が前方に移動したり周辺で厚みを増したりすることで隅角閉塞が起こると、前房中の房水の排出が一時的にストップして、通常10～20ミリメートル水銀柱の眼圧が一挙に50～60以上にまで上昇します。

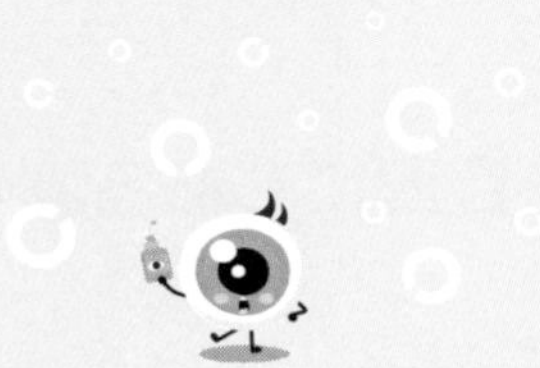

Yさんはそれまでに何回か眼底検査を受けていたので、前房の深さをあまりよくチェックせずに散瞳したのではないかと思われます。眼圧が上昇しても眼科に連絡[*53]をとり、その日のうちに適切な対応で眼圧を下げることができれば視神経の障害はわずかで済みます。しかし高度の眼圧上昇が2週間以上続くと、その後に眼科で正しい診断がついて適切に治療されても視力は戻らず失明に至ることがあります。

なお散瞳薬である抗コリン薬は眼科以外の多くの診療科で、内服薬として広く使用されています。点眼ではなく内服であっても散瞳を生じて急性緑内障発作を引き起こすことがあるので、これらの薬の使用上の注意書きには禁忌（使用してはいけないという意味）対象疾患として狭隅角緑内障[*54]、閉塞隅角緑内障、あるいは単に緑内障などと記載されています **[10]**。

＊53　Yさんのような高齢者で目の痛みが軽く頭痛や嘔吐の症状が目立つ場合に、眼科以外の脳外科や消化器内科を受診して、急性緑内障発作による頭痛や嘔吐であることに気づかれないことはよくあります。

＊54　狭隅角とは角膜の周辺部で前房が浅いために隅角閉塞が起こりやすいという意味です。ただしこのような目の状態であっても普段は自覚症状がないので、患者さんは尋ねられても［そのような病気と言われたことはない］と答えることが多く、抗コリン薬を処方されて急性緑内障発作を起こす事例は少なくありません。

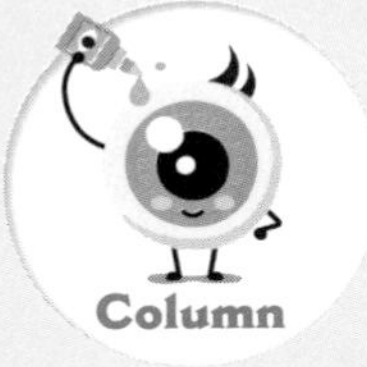

目薬にもある副作用

薬に副作用はつきものです。治療のための目薬が、目やからだに逆に悪い影響を及ぼすことがあります。ステロイド点眼薬によるステロイド緑内障の発生についてはすでに説明した通りです。

その緑内障に対する点眼薬は何年にもわたって使用するため、さまざまな副作用が問題になります。目薬に含まれる防腐剤の成分は長期の使用で角膜上皮を障害して点状表層角膜症（SPK）（31頁、第1章1-9参照）を発症することがあります。

また緑内障患者さんに対して最初に使われることの多いプロスタグランジン製剤は、長く使うと虹彩やまぶたの皮膚に色素が沈着して黒ずんだり、まぶたの皮膚がやせて窪んだ目になったり、まつ毛が伸びてきたり[*55]します。

目薬は涙に混じって涙嚢から鼻涙管（131頁、図4-11-1参照）を通って鼻腔に達すると、鼻粘膜の血管から吸収されて全身に広がります。ベータ遮断薬という種類の緑内障用点眼薬は目薬であっても、喘息や心不全の患者さんの全身状態を悪化させることがあるので注意が必要です。

一般用医薬品（OTC薬）の目薬にも副作用はあります**[11]**。

充血に対するOTC点眼薬に含まれる成分[*56]は短期間の使用では問題ありませんが、何か月も使用していると、充血がかえって悪化[*57]する

＊55　まつ毛が伸びるのは女性患者さんからは、むしろ好ましいと歓迎されることもあります。

＊56　塩酸テトラヒドロゾリンです。

＊57　この成分が作用する交感神経のα受容体の数が増えるためです。

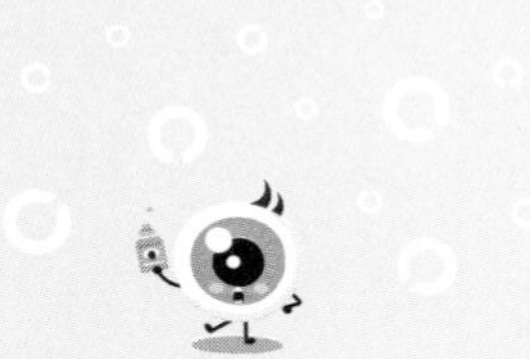

反応性充血を生じ、さらに点眼を続けるというイタチごっこになります。治療は原因となった市販のOTC点眼薬をやめることです。

なお副作用ということではありませんが、目薬の種類やそれを使用する人によっては、しみると感じることがあります。しみる原因として、目薬の浸透圧、pH（ペーハー）、添加物[*58]などが考えられます。真水に近いプールの水が目に入ってしみるのは、プールの水の浸透圧[*59]が低いためです。しかしほとんどの点眼薬は体液の浸透圧とほぼ同じになるように調整されているので問題になることはあまりありません。pHは酸性（pH<7）かアルカリ性（pH>7）を示すものですが、酸性に片寄った目薬はしみる傾向にあります。

＊58　目薬には可溶化剤、安定化剤、緩衝剤、防腐剤などのさまざまな添加物が含まれています。

＊59　浸透圧は溶液に溶けている溶質の濃度が関係します。体液の浸透圧は濃度0.9%の生理食塩水の浸透圧285 mOsm/L（ミリオスモル毎リットル）に近く、これよりも浸透圧がはるかに低い真水や逆に高い海水が目に入るとしみます。

第2章

全身投与薬と目への注射

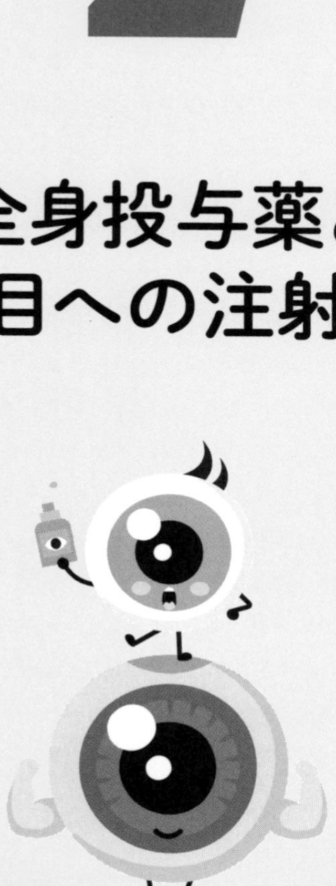

2-1 眼科で使用する内服薬、静脈注射薬

第1章1-1(12頁)で解説しましたが、点眼薬の治療効果は網膜、脈絡膜、視神経や眼窩内では期待できません(例外的に網膜の病気に効果を示す点眼薬として、網膜色素変性に見られる嚢胞様黄斑浮腫に対する炭酸脱水酵素阻害薬があります[12]。また緑内障点眼薬が視神経に効果を及ぼすとの実験結果もあります[13])。幸い角膜や水晶体と異なり、これらの部位は血流が豊富で、内服薬や点滴投与される静脈注射薬が、血管を経由して届きます。

目に直接作用する目薬や眼軟膏が局所投与薬と呼ばれるのに対して、全身をめぐる血液を介して作用する内服薬や静脈注射薬は全身投与薬と呼ばれます。

ただし内服薬や静脈注射薬が、実際に眼科の診療で使用されるのは、表2-1-1のような場合に限られます。

ステロイドは炎症や過剰な免疫反応を抑える作用があり、眼科以外でも広く使用される薬です。表にある原田病や特発性視神経炎では、入院して大量のステロイド薬の点滴を行うステロイドパルス治療が行われます。

分子標的薬は抗癌剤など、眼科以外でも有名です。ベーチェット病など、難治性のぶどう膜炎に対する使用が最近増えています。

表 2-1-1　眼科での全身投与薬治療

カテゴリー	病名	全身投与薬（内服薬、静脈注射薬）
急性感染症[*60]	麦粒腫、眼窩蜂窩織炎、急性涙嚢炎	抗菌薬
ぶどう膜炎	原田病、サルコイドーシス	ステロイド
	ベーチェット病	コルヒチン、シクロスポリン、分子標的薬（インフリキシマブ、アダリムマブ）
	感染性ぶどう膜炎（梅毒、結核、眼トキソプラズマ症、帯状疱疹ウィルスによる急性網膜壊死）	抗菌薬、抗結核薬、抗ウィルス薬
視神経疾患	特発性視神経炎	ステロイド
眼窩炎症	甲状腺眼症、特発性眼窩炎症、IgG4関連眼窩疾患	ステロイド
角膜疾患	角膜移植術後の拒絶反応	ステロイド
網膜疾患	網膜色素変性、中心性漿液性網脈絡膜症、網膜静脈閉塞症など	（種々の内服薬が用いられることがあるが、多くでその科学的根拠はあいまい）
緑内障	急性原発閉塞隅角症（急性緑内障発作）	高浸透圧薬（グリセオール） 炭酸脱水酵素阻害薬

＊60　まぶたの急性感染症である麦粒腫には抗菌点眼薬も使われますが、内服の抗菌薬のほうが効果的です。また眼窩や涙嚢の細菌感染症である眼窩蜂窩織炎や急性涙嚢炎では、入院して抗菌薬の点滴治療が行われます。

2-2 後部ぶどう膜炎、視神経炎、網膜疾患

虹彩、毛様体と脈絡膜は共通してメラニン色素と血管を豊富に含み、赤黒いのでぶどう膜と呼ばれます。ぶどう膜と周囲の網膜などに炎症を起こすぶどう膜炎のうち、虹彩や毛様体に炎症を起こす前部ぶどう膜炎はステロイド点眼薬で治療しますが、網膜や脈絡膜に炎症が及ぶ後部ぶどう膜炎では、ステロイドや免疫抑制剤の全身投与薬が使用されます。滲出液による網膜剥離を示す原田病（図 2-2-1 左）では入院して大量のステロイドの点滴治療[*61]が行われます。目と皮膚や陰部、口腔粘膜で炎症の再発発作を繰り返す難病のベーチェット病では、再発予防目的で全身投与薬[*62]が使用されます。また梅毒、結核、トキソプラズマ、帯状疱疹ウィルスなどによる感染性ぶどう膜炎では抗菌薬、抗ウィルス薬などの全身投与薬治療が行われます。そのほか、感染ではない視神経や眼窩の炎症、および角膜移植術後の拒絶反応ではステロイドの全身投与が行われます。

網膜色素変性（図 2-2-1 右）は遺伝性の網膜の病気です。光を感じる網膜の細胞（視細胞）が周辺から死滅脱落するために視野が狭くなって暗いところで見えなくなる夜盲を訴えます。その夜盲を改善するとされるアダプチノールという内服薬が古くから処方されてきましたが、残念な

＊61　ステロイドパルス治療と呼ばれます。

＊62　シクロスポリンなどの免疫抑制薬が使われてきましたが、重症例では炎症性サイトカインのTNF-αを阻害する分子標的薬の全身投与で再発がコントロールされるようになってきました。

がら治療効果の科学的な証明はされていません。同様のことは、そのほかの網膜疾患[＊63]についても言えます。

眼球の重量は6.5グラムで、体重の1万分の1しかありません。そのため全身投与された薬の大部分は目以外の組織に作用します。特に全身投与されるステロイド薬には多くの重篤な副作用があるので注意が必要です。高濃度の薬を目に届け、しかも全身の副作用を軽減するためには目の局所注射が有用です。

図 2-2-1　原田病と網膜色素変性[＊64]の眼底自発蛍光[＊65]像

● 原田病の眼底自発蛍光像

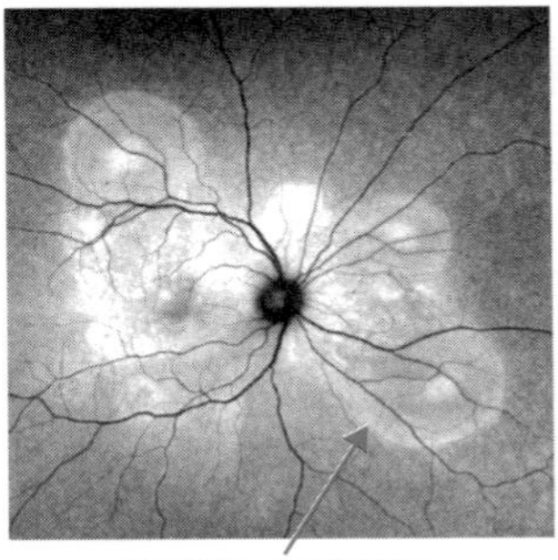

● 網膜色素変性の眼底自発蛍光像

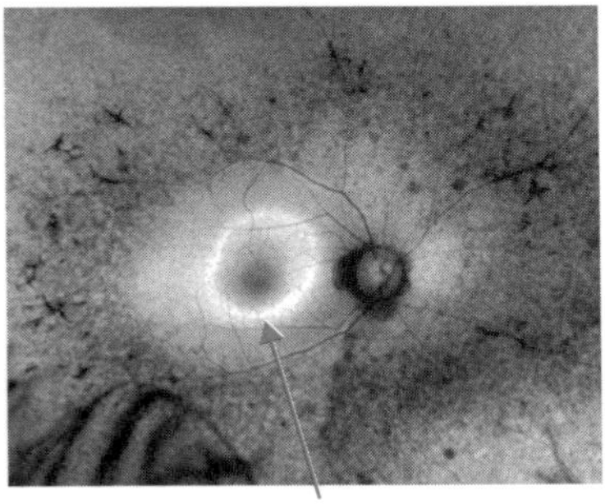

＊63　網膜に水が溜まる中心性漿液性脈絡網膜症や、網膜の静脈に血栓ができて網膜出血や浮腫が見られる網膜静脈閉塞症には、血管拡張薬や抗血小板薬、血管強化薬などの内服薬が用いられることがありますが、その科学的根拠もあいまいです。

＊64　網膜色素変性は眼底周辺から黄斑に向かって網膜の視細胞が徐々に死滅する遺伝病です。過蛍光リングは視細胞が脱落している境界部に一致して見られ、その周囲の網膜は光を感じません。

＊65　眼底自発蛍光は特殊な眼底写真で、蛍光を発するリポフスチンが白く映ります。原田病では網膜剥離を起こす浸出液に含まれるリポフスチンの元が網膜の下に溜まって白く見えます。

2-3 急速に眼圧を下げる高浸透圧薬

多くの緑内障の目では、慢性的に上昇している眼圧を下げるために緑内障点眼薬が使用されます（38頁参照）。一方、激しい目の痛みや頭痛、嘔吐を生じる急性緑内障発作では、数時間の経過で20以下から60以上に眼圧が急上昇します。急性緑内障発作の詳細については第3章3-8（88頁）を参照下さい。

発作性に急上昇した眼圧を一気に下げるためには、高浸透圧薬[*66]の点滴を行います。眼球内の虹彩や毛様体に薬液の成分が到達してその血管内の浸透圧が上昇すると、それよりも浸透圧が低い硝子体や房水の水を引き込み、これを血流によって眼球外に運び出すことで眼圧が急激に低下します（図2-3-1）。また、同時に投与される炭酸脱水酵素阻害薬は、毛様体での房水の産生を阻害して眼圧下降をアシストします。眼圧が下がった後は発作の再発予防のために、レーザー虹彩切開術（88頁参照）などの治療を行います。

＊66　グリセオールという高浸透圧薬にはグリセリン分子と果糖が含まれています。マンニトールという糖アルコール分子を含む高浸透圧薬が使用されることもあります。

図 2-3-1　高浸透圧薬による眼圧下降

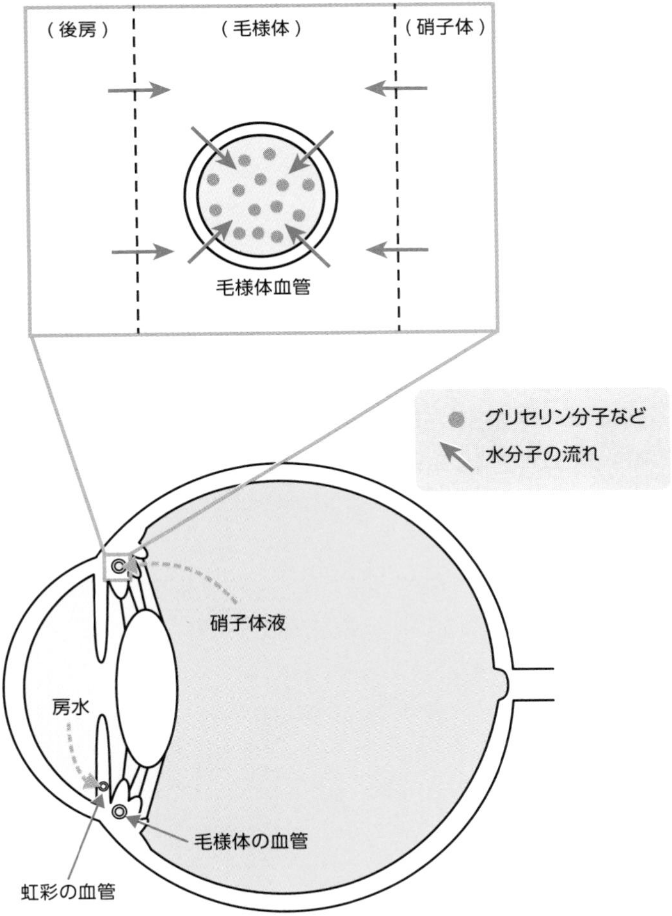

2-4 目への注射部位

目の注射には、眼球の壁に沿って針を進め、眼球の外に薬液を漏らす注射と、眼球の壁に針を突き刺して眼球の中に薬液を注入する注射があります（図2-4-1）。

前者には結膜と強膜の間に針先を置く結膜下注射と、針をさらに進めてテノン嚢[*67]を突き破り、その奥のスペースに注射するテノン嚢下注射や球後注射[*68]があります。

一方、眼球内部への注射には前房内注射と硝子体注射があります。前房内注射は角膜に針を刺し、その針先は前房に到達しますが、薬液を注入するよりも、房水を抜いて眼圧を下げたり、房水を採取して調べたりするのが主目的です。

硝子体注射は角膜の辺縁から後方3.5あるいは4ミリメートルの強膜に針を刺し、眼球中央に向けて針を進めて硝子体中央に薬液を注入します。

図に示した目の注射以外に、眼瞼けいれんという病気に対するボトックス注射では、まぶたの中の眼輪筋に注射します。

＊67　図2-4-1は眼球の矢状断（前後方向の垂直断面のこと）で外眼筋とあるのは、この断面では上直筋と下直筋ですが、そのほか内直筋と外直筋もあり、それらの筋を正面から見た360度全周にわたって包んで連絡している結合組織がテノン嚢です。

＊68　球後注射では、テノン嚢下注射よりもさらに長い針を視神経の脇まで進めます。

図 2-4-1　**目の局所注射**

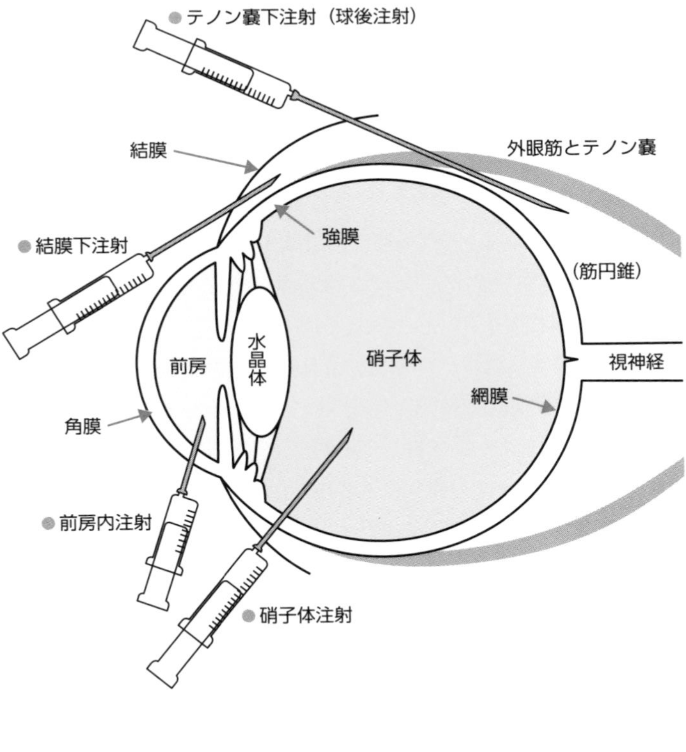
テノン嚢下注射（球後注射）
外眼筋とテノン嚢
結膜
結膜下注射
強膜
(筋円錐)
前房
水
晶
体
硝子体
視神経
網膜
角膜
前房内注射
硝子体注射

2-5 結膜下注射とテノン嚢下注射

虹彩毛様体炎などで使用されるステロイドは、通常1日4回程度の点眼を指示されます。しかし1回の点眼の効果は5分ほどしか持続しないので、次の点眼までの間の治療効果はありません。そのため炎症が強い場合などでは1時間ごとの頻回点眼を指示されることがありますが、さらに効果的なのが結膜下注射（図2-5-1左）です。

結膜下注射では、まず点眼麻酔薬で眼球表面の知覚を麻痺させます。次に白目を覆う半透明の結膜に針を刺し、薬液を結膜と強膜の間に注入すると結膜が水ぶくれのように盛り上がります。注射された薬液はその後、注射針を刺した結膜の穴から徐々に漏れ出て（図2-5-2の❶）絶え間なく角膜や結膜に作用するので、頻回点眼以上の効果が得られます。また結膜下に貯留した薬液の一部は強膜を通過して（図2-5-2の❷）、その下の毛様体や虹彩、前部硝子体に直接達することでも治療効果を発揮します。

眼球後半の網膜や脈絡膜と、眼窩内の視神経などに対する局所注射としてテノン嚢下注射（図2-5-1右）と球後注射があります。両者は使用する針先が尖った鋭針かそうではない鈍針か、および針の長さと針先を進める深さなどで違いがありますが、いずれも眼球後半の強膜と外眼筋の内側で囲まれた筋円錐（59頁、図2-4-1参照）と呼ばれる空間に薬液を注入する点で共通しています。注射された薬液は周囲に拡散した後、前方の強膜を通過して網膜や脈絡膜に作用するとともに、眼窩内の視神経や外眼筋などの病気に効果を発揮します。

図 2-5-1　結膜下注射とテノン嚢下注射

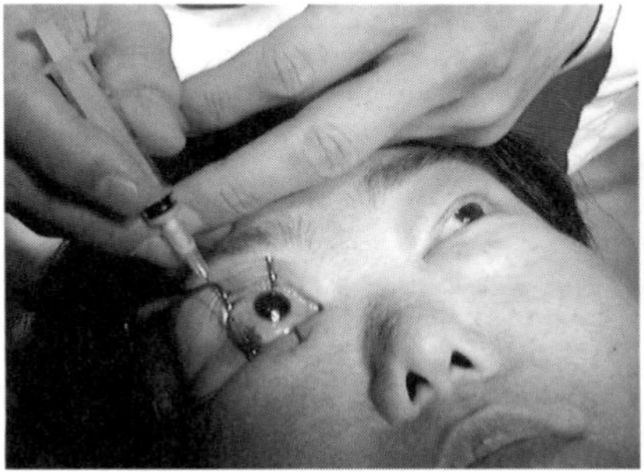

結膜下注射

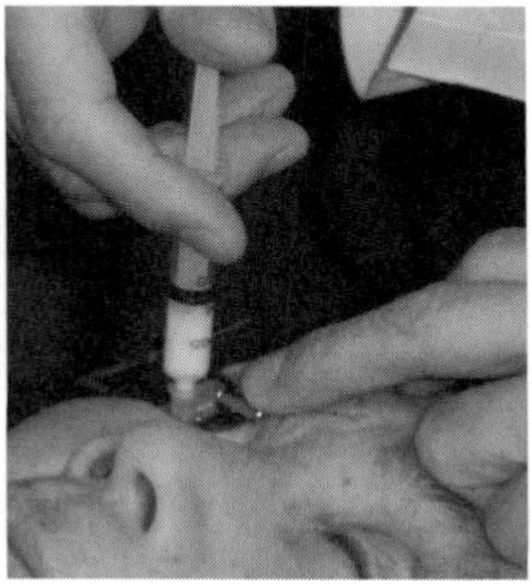

テノン嚢下注射

図 2-5-2　結膜下注射での薬液の流れ

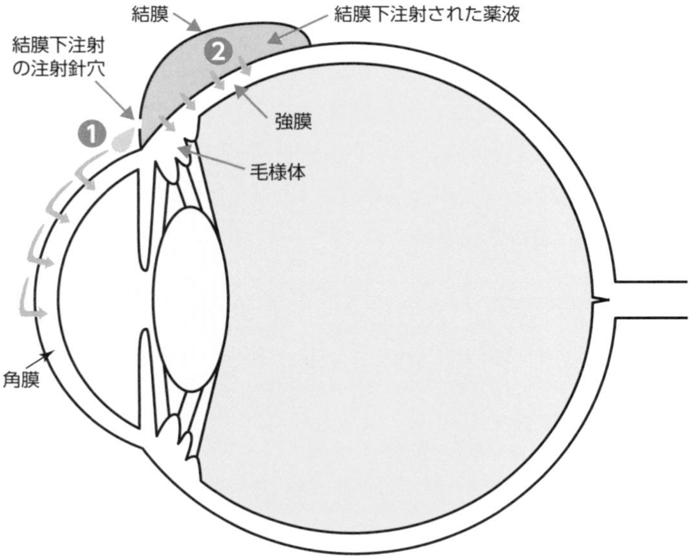

2-6 網膜に薬を直接届ける硝子体注射

血液を経由して効果を発揮する飲み薬や点滴の注射薬は、網膜の病気には実はあまり効きません。それは脳と同じで、網膜血管では血液中の薬が血管の外の細胞に届きにくい特別な構造[＊69]になっているためです。目薬も角膜、前房、硝子体を経由して網膜に届く前に薄まるので、十分な濃度の薬を網膜に届けるには、眼球の壁に直接針を刺す硝子体注射を行います。

滲出型加齢黄斑変性[＊70]では、黄斑部の網膜下に悪玉血管[＊71]が生えて出血や浮腫[＊72]を繰り返すことで見えなくなります。また糖尿病網膜症や網膜静脈閉塞症では傷んだ網膜血管から血液中の血漿成分が漏れ出る黄斑浮腫によって視力が低下します。いずれに対しても抗VEGF薬[＊73]の硝子体注射を行います。抗VEGF薬には新生血管が増えるのを抑える作用と、血管からの血液の漏れによる浮腫を抑える２つの作用があります（75頁、図3-2-1参照）。

＊69　血液網膜関門(BRB: Blood Retinal Barrier)と呼ばれ、血管の内皮細胞同士が密着結合(tight junction)で接していて血管内の分子の通過を阻止しているためです。同様の構造は脳にもあり、血液脳関門(BBB: Blood Brain Barrier)と呼ばれます。

＊70　加齢黄斑変性には委縮型と呼ばれるタイプもありますが、こちらには抗VEGF薬は効きません。

＊71　脈絡膜新生血管と呼ばれます。

＊72　浮腫は血管から漏れ出た水で網膜がむくむ状態です。

＊73　抗VEGF薬は血管内皮増殖因子（VEGF: Vascular Endothelial Growth Factor）というサイトカインに結合してその作用をブロックする分子標的薬です。VEGFには新生血管の増殖を促進する作用と血管の透過性を亢進させる作用があります。

硝子体注射では点眼麻酔と消毒の後、細い針を角膜の後方の強膜[*74]から眼球内部に向かって刺し（図2-6-1）、硝子体の中央まで針を進めた後、目薬1滴分くらいの量（0.05ミリリットル）の薬を注入します。

2007年頃に登場した抗VEGF薬の硝子体注射は、それまで困難だったいくつかの病気の治療を劇的に改善しましたが、欠点が2つあります。ひとつは薬が高価で、3割負担の保険でも数万円程度の自己負担金が生じます。もうひとつは非常にまれですが、注射の際に細菌が誤って眼球内に紛れ込んで起こる細菌性眼内炎です。放置すれば失明するので、万一発症した場合は緊急の硝子体手術を行います。

図 2-6-1　硝子体注射

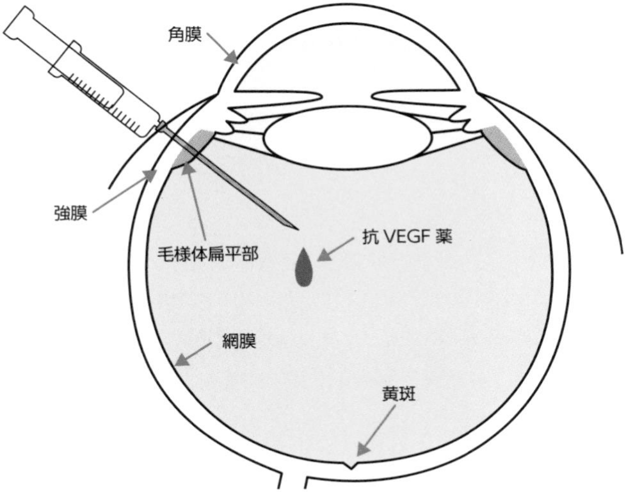

＊74　硝子体注射をする部位の眼球内面は毛様体扁平部と呼ばれ、血管がまばらで出血の危険性が少なく、網膜剥離の原因の網膜裂孔を作る心配もないので、注射部位としては最適です。硝子体手術の手術器具を目の中に出し入れする際も、この部位が選ばれます。

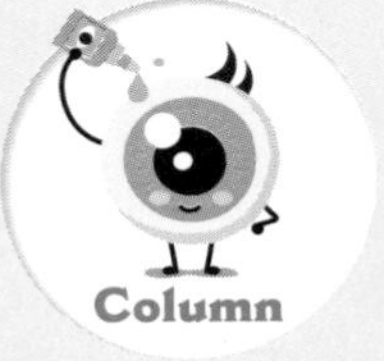

滲出型加齢黄斑変性と黄斑浮腫に対する抗VEGF薬硝子体注射

● ケース1：滲出型加齢黄斑変性

72歳の男性、Wさんは右目の見えにくさを感じて近くの眼科を受診しました。右の矯正視力が0.4と低下し、黒地に白の線で描かれた碁盤目[*75]を右目だけで見ると、中央の縦横の数本の線がゆがんで見えました。眼底検査でも右目の黄斑に異常が見られたので大学病院を紹介されました。

大学病院で受けた網膜の断面を見るOCT[*76]の検査では、目の奥の黄斑が持ち上がっていました（図2-7-1上）。その原因は網膜の下の脈絡膜新生血管で、蛍光眼底造影検査（図2-7-1中）では造影剤が漏れていました。滲出型加齢黄斑変性と診断され、新生血管を抑える抗VEGF薬の硝子体注射を右目に受けました。1か月後には視力は0.6に改善し、さらに毎月連続で合計3回の注射後、右目の視力は1.0まで回復してOCTの検査でも正常に戻りました（図2-7-1下）。その後に何回か再発するたびに注射を受けて、初診から2年が経過した時点では右目の視力は1.0を維持しています。Aさんは治療の効果には満足していますが、注射の度に4万円以上支払う経済的負担が悩みです。

＊75　アムスラーチャートと呼ばれる検査用の方眼紙で、ゆがみの症状である変視症の有無を調べます。

＊76　Optical Coherence Tomographyの略で、日本語では光干渉断層計と呼ばれます。

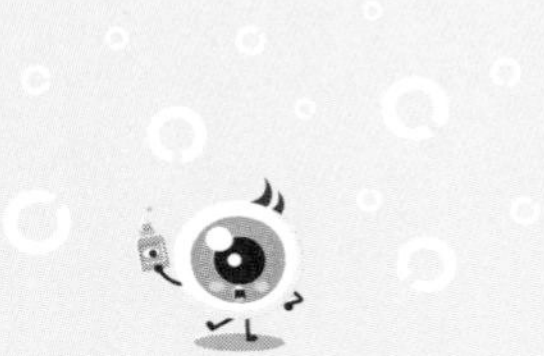

図 2-7-1　滲出型加齢黄斑変性の治療経過

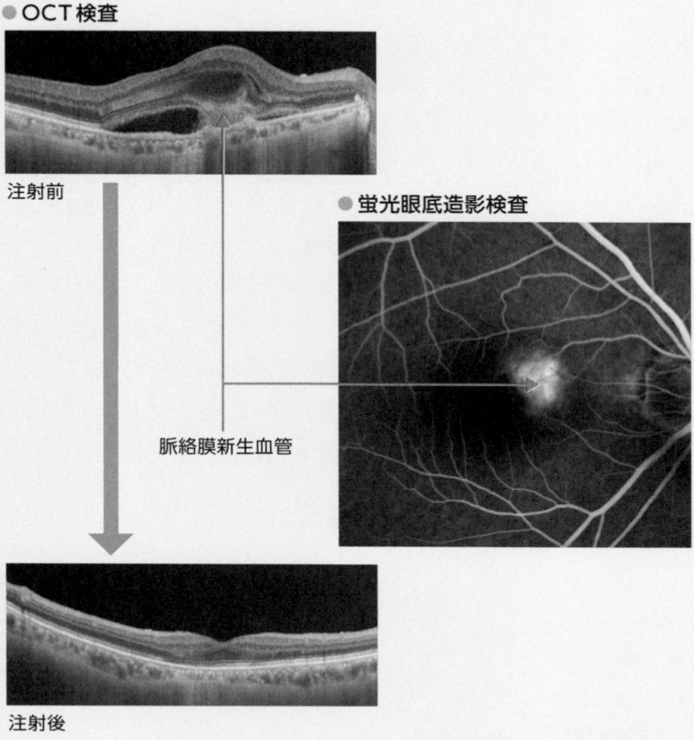

● ケース2：黄斑浮腫

Oさんは56歳の男性です。健康診断で高血圧を指摘されていましたが、治療はしていませんでした。右目がかすむことに気づいて近くの眼科診療所を受診したところ、右目の網膜静脈分枝閉塞症（BRVO[*77]）として大学病院を紹介されました。右目の矯正視力は0.6で眼底検査では黄斑部の下方に網膜出血が見られました（図2-7-2中）。OCT検査ではその部分が腫れて分厚くなっていて、BRVOによる黄斑浮腫と診断されました（図2-7-2上）。内科での高血圧の治療を受けるよう指導されるとともに、黄斑浮腫をひかせるために抗VEGF薬の硝子体注射を受けました。注射の1週間後には右目の見え方がすっきりしたことを実感し、1か月後に受診したところ矯正視力は0.9に改善していました。しかし3か月後、再び見えにくくなったので2回目の注射を受けました。初診から1年後の右目の視力は1.0で、OCTでは黄斑浮腫もおさまっていました（図2-7-2下）。

＊77　Branch Retinal Vein Occlusionの略。

図 2-7-2　網膜静脈分枝閉塞症による黄斑浮腫の治療経過

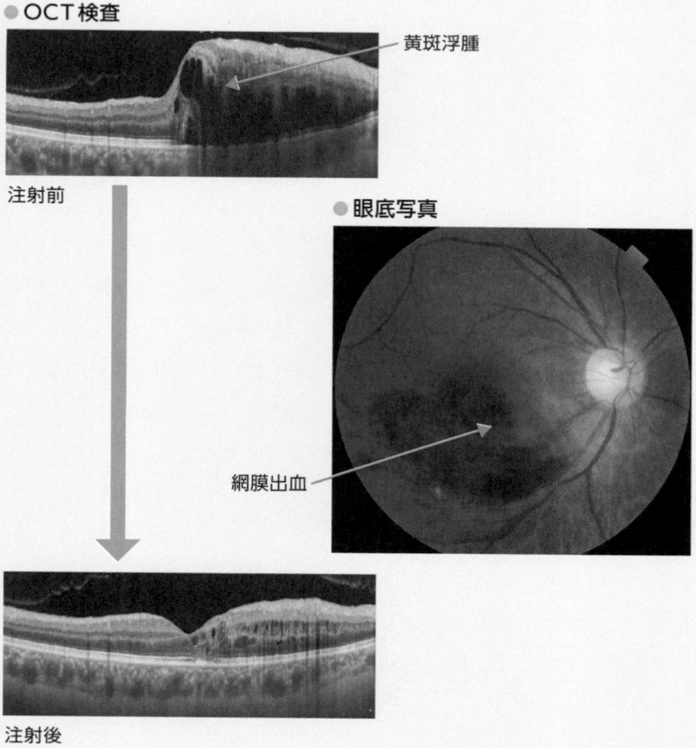

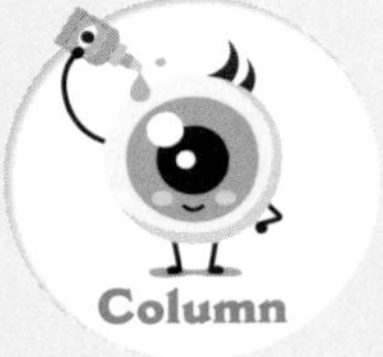

滲出型加齢黄斑変性の治療の歴史

滲出型加齢黄斑変性は黄斑部に生えた脈絡膜からの新生血管が出血と浮腫を繰り返し、瘢痕のための大きな中心暗点で視力が低下しますが、その治療法は、1990年以後の30年間に目まぐるしく変化してきました。

20世紀の終わりまでは新生血管をレーザー光凝固で焼き殺す治療がスタンダードでした。ただし治療によって正常の視細胞も一緒に焼け死んでできる中心絶対暗点のために、治療前よりも余計に見えなくなるという皮肉な治療法でした。治療しなければ繰り返す新生血管からの出血のため、最終的にはさらに大きな中心暗点になるからとの説明です。この当時は網膜に放射線を当てて脈絡膜新生血管を退縮させる治療や、赤外線で温度を上昇させる温熱治療も試されていました。

21世紀になった最初の5年間くらいは硝子体手術で新生血管を引き抜く手術[*78]が脚光を浴びました。しかし網膜の最外層の網膜色素上皮層を貫いて生える脈絡膜新生血管を手術によって引き抜くと、黄斑部の網膜色素上皮が一緒に取れてなくなり、それによって栄養されていた黄斑の視細胞は死滅して見えなくなります。そこで網膜のほかの場所から取ってきた網膜色素上皮細胞を黄斑に移植する手術や、網膜を一時的に剥離させた上でこれを回転して、黄斑部の視細胞をよその場所に移動させる黄斑移動術という派手な手術も考案されました。

＊78　新生血管抜去術と呼ばれました。

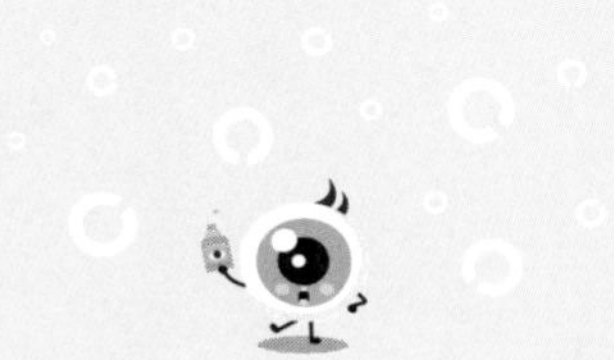

その後に導入された光線力学的療法（PDT）（86頁参照）は、光感受性物質の薬を静脈注射し、これが黄斑部に集まった頃を見計って弱いレーザー光を照射し、視細胞を凝固死滅させることなく脈絡膜新生血管内に血栓を作るものです。視力の低下はある程度抑えられましたが視力改善には至りませんでした。

2007年頃からは現在の抗VEGF薬硝子体注射治療が定着して治療によって視力が改善しました。しかし、それでも分子標的薬である抗VEGF薬が高額であること、繰り返し治療が必要なことなど、今後解決すべき点も多数あります。

第3章

目のレーザー治療

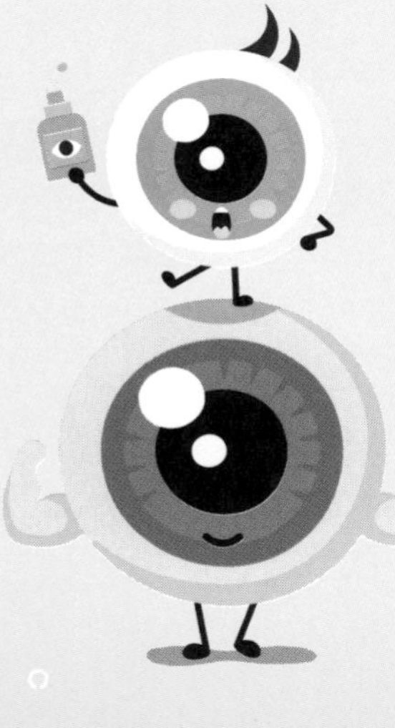

3-1 レーザー治療の歴史と種類

レーザー（LASER[＊79]）光はレーザー発振器で発生する単色性や干渉性などユニークな特性をもつ光で、医学や工学のさまざまな分野で利用されています。

目のレーザー治療の代表はレーザー光凝固です。照射された光のエネルギーが熱に変換され、主に網膜の細胞を焼き殺す治療です。網膜に悪影響を及ぼす血管腫などの病気は目以外であれば手術で摘出しますが、網膜を切り取る手術は難しく、代わりに光凝固で焼き殺す戦略が考えられたのです。

ただし20世紀後半に始まった光凝固治療において最初に利用された光源はレーザーではなく、太陽光やキセノンランプでした。その後、光源としてより扱いやすいアルゴンレーザーやクリプトンレーザーを利用するようになり、目の中を拡大して観察する細隙灯顕微鏡との組み合わせで、精密で正確なレーザー光凝固治療が完成しました。

レーザーの眼科利用はレーザー光凝固以外でも大きく発展し、現在では表3-1-1に示すさまざまな目のレーザー治療があります。次項以後、順に解説します。

＊79　Light Amplification by Stimulated Emission of Radiationの頭文字から作られた言葉です。

表 3-1-1　目のレーザー治療

<table>
<tr><th>治療法</th><th>対象となる病気</th><th>治療のメカニズム</th><th>治療の目的</th></tr>
<tr><td rowspan="4">レーザー光凝固</td><td>糖尿病網膜症などの虚血性網膜疾患</td><td>神経細胞の凝固壊死</td><td>VEGF の産生抑制</td></tr>
<tr><td>網膜裂孔</td><td>瘢痕の形成による組織の癒着</td><td>網膜裂孔の閉鎖</td></tr>
<tr><td>中心性漿液性脈絡網膜症</td><td>病的な細胞の凝固壊死後の細胞リニューアル</td><td>バリアー機能の回復</td></tr>
<tr><td>網膜血管腫、コーツ病</td><td>異常血管の凝固壊死</td><td>病変の破壊</td></tr>
<tr><td>レーザー虹彩切開術</td><td>原発閉塞隅角症</td><td>虹彩に穴を開けて前房と後房を連絡させる</td><td>急性緑内障発作の予防</td></tr>
<tr><td>Nd:YAG レーザー後嚢切開術</td><td>後発白内障</td><td>プラズマ爆発による膜の切開</td><td>濁った後嚢に窓を開ける</td></tr>
<tr><td>エキシマレーザーによるレーシック（LASIK）手術</td><td rowspan="2">近視など</td><td>表面付近の角膜実質をなめらかに削る</td><td rowspan="2">屈折矯正</td></tr>
<tr><td>フェムト秒レーザー使用の近視手術</td><td>角膜内部から凸レンズを切り出す</td></tr>
<tr><td>フェムト秒レーザー使用の白内障手術</td><td>白内障</td><td>角膜切開／前嚢切開／水晶体核の細切</td><td>白内障手術の精度向上</td></tr>
</table>

3-2 失明に至る糖尿病網膜症のメカニズム

糖尿病網膜症[*80]はかつて失明原因のトップでしたが、レーザー光凝固治療の普及で予後は大きく改善されました。失明に至る基本的なメカニズムは毛細血管が詰まって血液が流れなくなる網膜虚血で、低酸素状態となった網膜の細胞からはVEGF[*81]という物質が大量に放出されます（図3-2-1）。VEGFは虚血によって酸素不足になった網膜の細胞が発するSOSのメッセージ物質[*82]で、網膜血管の内側に並ぶ血管内皮細胞に働いて2つの作用を発揮します。

第1は血管の透過性を亢進する作用です。血管の壁を作る細胞間の接着をゆるめて、血液中の液体成分を血管の外に漏れやすくします。そのおかげで血液中に溶けている酸素は網膜の細胞に届きやすくなる半面、血液由来の液体が網膜中心部の黄斑に溜まる黄斑浮腫で視力が低下します。黄斑浮腫だけでは失明[*83]はしませんが、放置すれば高度の視力低下の原因となります。

第2は新生血管を作る作用です。低酸素で苦しむ細胞に血液を供給する目的で生じた新生血管の壁はもろく、容易に硝子体出血[*84]を起こし

＊80　内科で糖尿病と診断される患者さんの３～４割は糖尿病網膜症を発症します[14]。

＊81　Vascular Endothelial Growth Factor（血管内皮増殖因子）の略です。

＊82　細胞から分泌され、ほかの細胞と互いに連絡を取り合うためのメッセージ物質の多くはサイトカインと呼ばれます。

＊83　失明には光も感じなくなる医学的失明（光覚弁なし）と通常0.1以下程度の社会生活に必要な視力以下になる社会的失明があります。ここでの失明は医学的失明です。

て突然見えなくなります。また新生血管は自分を支えるために周囲に増殖膜を作り、これが収縮すると網膜を引っ張って剥がす牽引性網膜剥離で失明に至ります。さらに網膜でできたVEGFが硝子体から前房にまで流れてくると、高度の眼圧上昇を起こす難治性の緑内障[*85]を発症してやはり失明します。新生血管発生も含めてそれ以後のこれらの変化を示す目は増殖糖尿病網膜症と呼ばれ、放置すれば失明あるいはそれに近い状態になります。

糖尿病網膜症と同じようなメカニズムで失明に至る病気はほかにもあります。未熟児網膜症、網膜静脈閉塞症、放射線網膜症などで、糖尿病網膜症も含めて虚血性網膜疾患と呼ばれます。

図 3-2-1　糖尿病網膜症のメカニズム

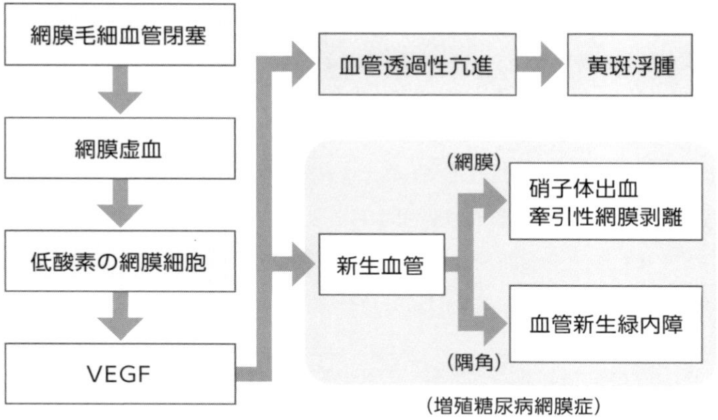

＊84　新生血管は網膜表面から硝子体に向かって伸びてきます。

＊85　血管新生緑内障と呼ばれ、隅角の線維柱帯を覆う新生血管と増殖膜で房水の排出を阻害することによります。

3-3 増殖糖尿病網膜症に対する予防治療：レーザー光凝固

図3-2-1(75頁)の右端に示す病変のうち、黄斑浮腫は第2章で説明した抗VEGF薬の硝子体注射で主に治療します。発生したVEGFに抗VEGF薬が結合してVEGFの作用が発揮されないようにするのが目的です。

一方、新生血管によって起こる硝子体出血、牽引性網膜剥離、血管新生緑内障に対しては手術が必要になりますが、その予防にはレーザー光凝固が威力を発揮します。レーザー治療の目的は新生血管の原因となるVEGFの発生自体を抑えることです。その戦略は大きく2つに分かれます。

1 VEGFを発生する虚血網膜を焼き殺してVEGFを減らす

VEGFは虚血によって低酸素状態になった神経細胞やその支持細胞[*86]で作られます。虚血の範囲は毛細血管の様子がわかる造影検査(FA[*87])または光干渉断層血管撮影(OCTA[*88])で調べ、毛細血管が抜け落ちた範囲[*89]を狙ってレーザー光凝固治療を行います(図3-3-1)。

＊86 グリア細胞と呼ばれ、脳や網膜など神経組織で神経細胞をサポートする細胞のことです。

＊87 Fluorescein Angiographyの略で、正式にはフルオレセイン蛍光眼底造影検査と呼ばれます。

＊88 網膜の断層像を画像化する光干渉断層計(OCT)の技術で、造影剤を使用せずに網膜の血管像を撮影する装置です。

＊89 無灌流野(NPA: Non-Perfusion Area)と呼ばれます。

図 3-3-1　OCTA によって撮影した糖尿病網膜症の血管像

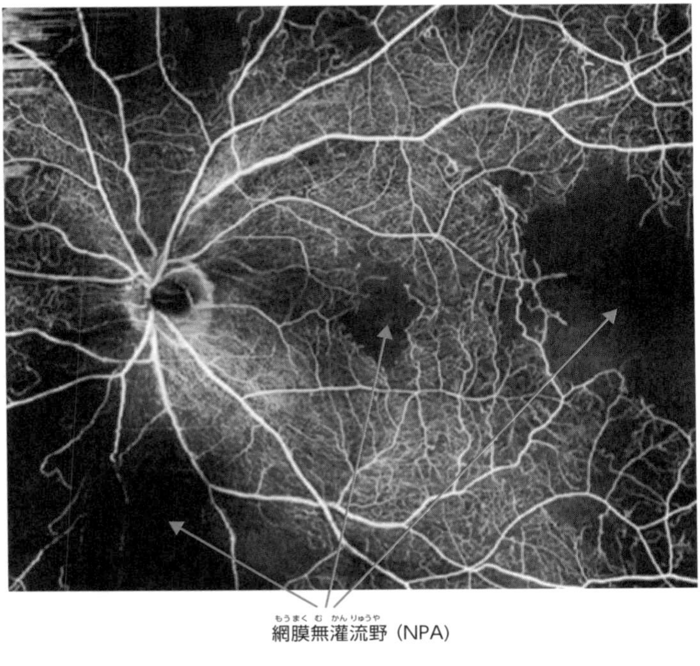

2 黄斑以外の網膜を焼き殺して酸素消費を減らす

重症の糖尿病網膜症では網膜の広い範囲で毛細血管が詰まり、網膜を栄養する血液量全体が少なくなるため、需要>>供給という酸素需給のアンバランスによって過剰なVEGFが発生します。

そこで網膜のなかでも特に重要な役割をしている黄斑部と視神経乳頭は残し、失っても影響が少ない周辺の網膜部分を殺す汎網膜光凝固術(PRP)を行います（図3-3-2）。図の多数の白色のスポット[＊90]がレーザーによる凝固斑です。

図 3-3-2 増殖糖尿病網膜症に対するレーザー光凝固治療（汎網膜光凝固術：PRP）

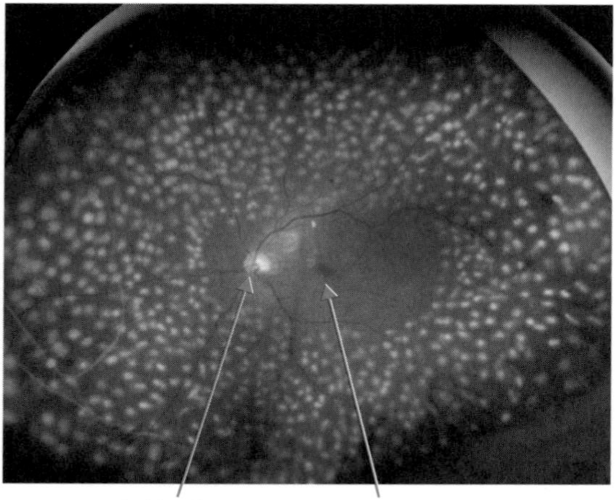

＊90 レーザー光凝固治療を行うと透明な網膜組織中のたんぱくが凝固して白濁するため、治療直後の眼底写真では凝固部位が白く見えます。

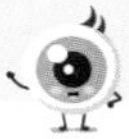

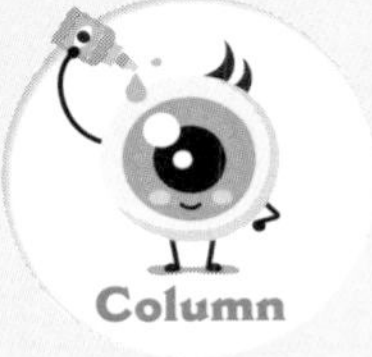

汎網膜レーザー光凝固術は摘果や間引きと同じ

毛細血管が閉塞して酸素供給が減少した糖尿病網膜症の目でも、レーザー光凝固で周辺の網膜細胞を殺して酸素需要が減れば、余った血流がめぐってきて黄斑部網膜の低酸素状態は改善します。

少ない酸素供給に見合うように、必要度の低い部位の酸素需要を減らす汎網膜光凝固術は、桃農家などで行われる摘果という農作業に似ています。桃の花が散った後、多数の小さな幼果を摘み取ることで、残った1個が立派な桃の果実になります。種を蒔いて花を育てる際の間引きも同じ原理です。

VEGFを減らすだけなら、第2章で取り上げた抗VEGF薬の硝子体注射でも可能です。ただし抗VEGF薬による硝子体注射の効果は2～3か月以内と限定的で、血管新生緑内障での高度の眼圧上昇に対する緊急治療や、硝子体手術中の出血防止目的の手術前投与などでの利用にとどまります。放置すれ失明につながる新生血管発生に対して永続的な効果が期待できるレーザー光凝固治療が、糖尿病網膜症をはじめとする虚血性網膜疾患の治療の基本です。

3-4 レーザー光凝固治療の実際

レーザー光凝固治療は通常、外来の処置室で行われます。

装置は図3-4-1に示すように、光ファイバーで導かれたレーザー光が、細隙灯顕微鏡の光路に組み込まれています。細隙灯顕微鏡では通常角膜や水晶体などを観察しますが、図のような先を切り落とした円錐形のガラスの塊のコンタクトレンズを角膜に接触させると、眼底を立体的に拡大して観察できます。そこで図左の患者さんの目に麻酔薬を点眼し、角膜に載せたレーザー治療用コンタクトレンズを通して患者さんの眼底の狙った部位を観察しつつフットペダルを踏んでレーザー光を照射します。

凝固される際に、脈絡膜の知覚神経が刺激されて痛みを感じることがあります。凝固する数に応じて5〜30分くらいかかります。

図 3-4-1　レーザー光凝固装置

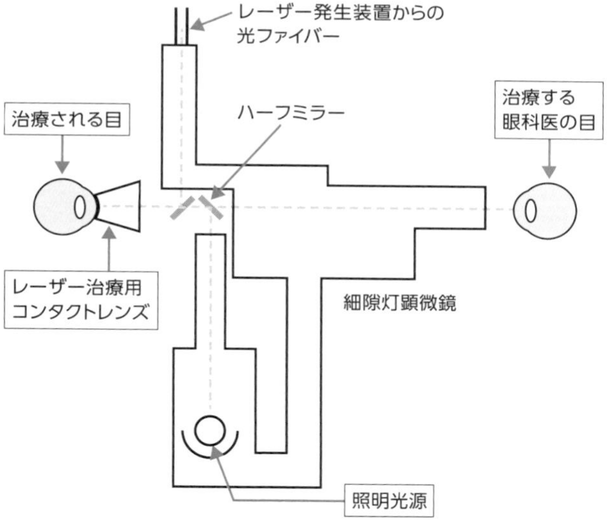

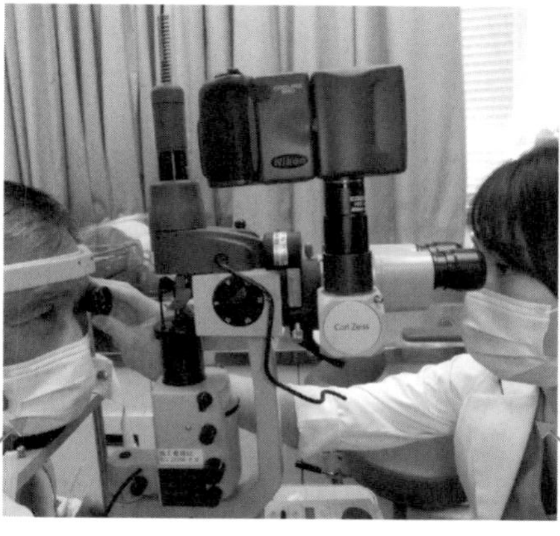

実際の治療の写真。右の医師が右手で保持するコンタクトレンズを通して左の患者さんの眼底を観察しながら、足元のフットペダルを踏むとレーザー光が発射されて、狙った網膜部位が凝固される

3-5 裂孔原性網膜剥離のメカニズムとその予防治療

裂孔原性網膜剥離は放置すると失明に至る怖い病気です。多くは網膜の裂け目の網膜裂孔を通って、硝子体中の水が網膜下に流れ込み網膜が剥がれます（図3-5-1A）。剥がれるのは網膜の一番外側にある網

図3-5-1　裂孔原性網膜剥離と網膜裂孔のレーザー光凝固治療

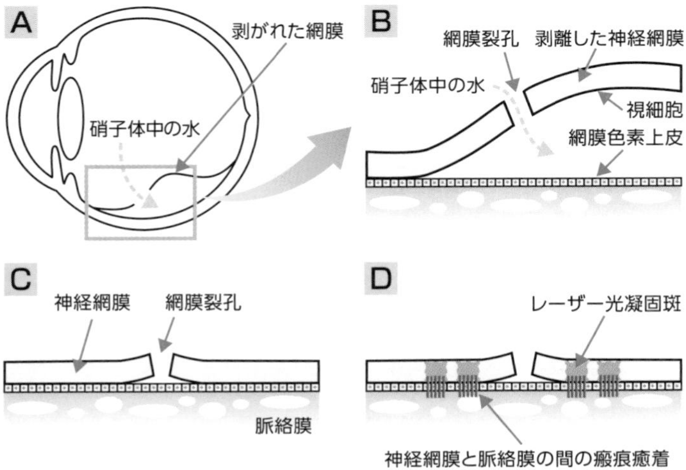

A：裂孔原性網膜剥離の模式図、B：剥離した網膜部分、C：剥離を起こしていない網膜裂孔、D：レーザー光凝固による網膜裂孔の治療

膜色素上皮と、その上の神経網膜の間です（図3-5-1B）。網膜がすべて剥がれると神経網膜の裏側にある光を感じる視細胞が死んで失明します。網膜剥離が起こると第4章で説明する手術治療以外に失明から救う方法はありません（113頁、図4-4-1参照）。

しかし、網膜裂孔ができても、まだ周囲の網膜が剥がれていない時期（図3-5-1C）に運よく発見されれば、レーザー光凝固による予防治療で手術を回避できます。治療の目的はVEGFの発生阻止ではなく瘢痕癒着です。網膜裂孔周囲の光凝固でできるかさぶた（瘢痕）が神経網膜と網膜色素上皮の間の癒着を作り（図3-5-1D）、硝子体の水が潜り込んで神経網膜が剥がれるのを阻止してくれます。

実際の網膜裂孔と裂孔の周囲をレーザー光凝固治療した際の写真を、図3-5-2に示します。網膜裂孔は馬の蹄を守るU字型の蹄鉄に似た形のことが多く、馬蹄形裂孔と形容されます。左が治療前、右は治療直後の写真で、裂孔を何重にも取り囲む白い凝固の跡が見えます。

図 3-5-2　**網膜裂孔（左）とレーザー光凝固（右）による治療**

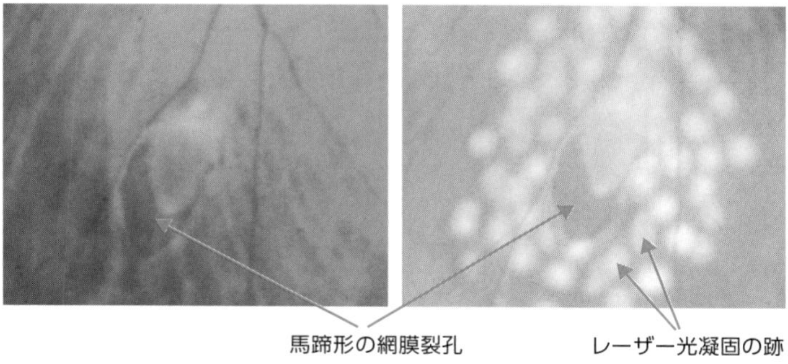

3-6 中心性漿液性脈絡網膜症（CSC）のメカニズムと治療

眼底周辺の裂孔から網膜が剥がれてくる裂孔原性網膜剥離に対して、中心性漿液性脈絡網膜症（CSC[*91]）という病気では眼底の中心の黄斑部の網膜が剥がれます（図3-6-1上段）。裂孔原性網膜剥離でもCSCでも、剥がれた網膜の下には液体が溜まっていて、網膜下液と呼ばれます。網膜下液は裂孔原性網膜剥離では硝子体の水ですが、CSCでは血液由来の漿液なので漿液性網膜剥離と呼ばれます。OCT[*92]という網膜の断面を見る検査では、黄斑部の網膜が持ち上がって、その下の網膜下液が黒く見えます（図3-6-1中段左）。これは脈絡膜の血管から漏れ出た血漿[*93]が網膜色素上皮の弱い部分を通って、網膜下に流れ込んだものです（図3-6-1中段右）。流れ込む場所はフルオレセイン蛍光眼底造影検査で蛍光漏出点として確認できます。図3-6-1下段は腕の静脈から造影剤を注射した30秒、2分、5分後の写真で網膜下に漏出する造影剤が広がる様子がわかります。

レーザー光凝固でこの漏出点を弱く凝固すると、その部位の網膜色素上皮細胞は死滅脱落します。すると周囲の細胞が分裂増殖して脱落部分を生きのよい細胞が覆うので漏れは止まります。残る網膜下液は網膜色素上皮細胞が吸収するので剥離していた網膜は数週間で正常に戻ります。

＊91　CSCはCentral Serous Chorioretinopathyの略です。

＊92　Optical Coherence Tomographyの略で、日本語では光干渉断層計と呼ばれます。

＊93　血漿は血液中の血球以外の液体成分を指し、電解質、たんぱく、脂質などを含んでいます。

図 3-6-1　中心性漿液性脈絡網膜症（CSC）

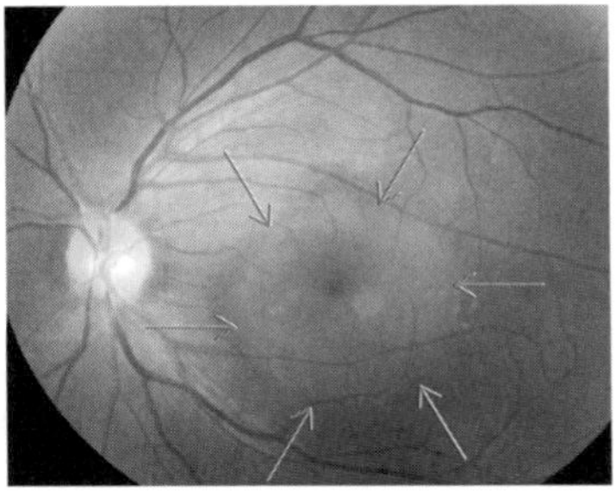

CSCの眼底写真、矢印の内部が剥離した網膜

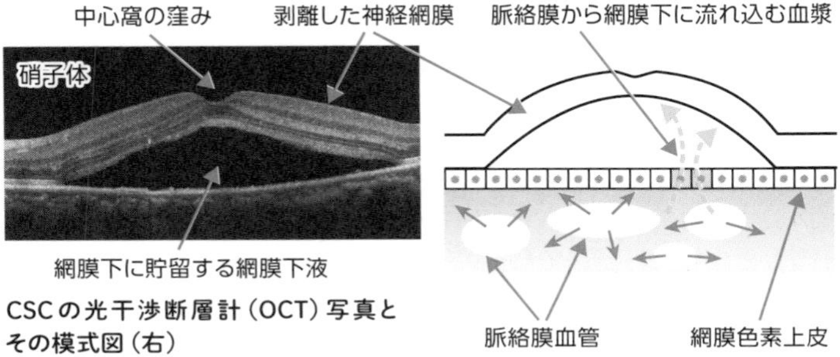

CSCの光干渉断層計（OCT）写真とその模式図（右）

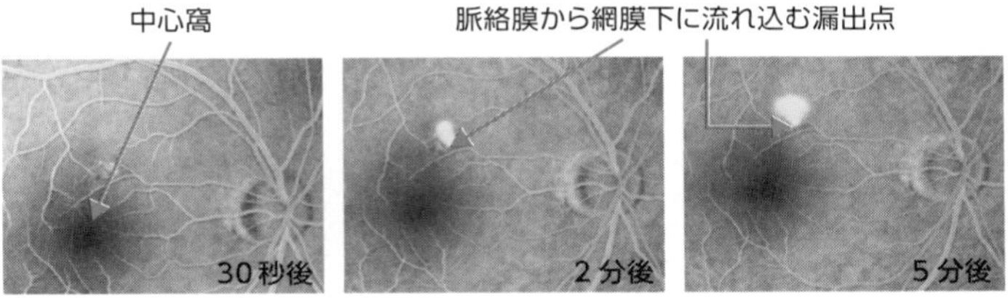

CSCのフルオレセインナトリウム蛍光眼底造影写真（上段とは別の目）

Column

CSCに対する最近の治療法：光線力学的療法（PDT）

CSCはレーザー光凝固治療でいったん、漿液性網膜剥離が消失しても再発を繰り返すことがあります。それは病気の元がレーザーで治療する網膜色素上皮ではなく、その下の脈絡膜にあるためです。脈絡膜血管からの血漿の漏れやすさ、すなわち血管の透過性亢進がこの病気の本来の原因で、これを治療するには光線力学的療法（PDT[*94]）が有効です。日本ではCSCに対する保険適応にはなっていませんが、世界的にはPDTがレーザー光凝固治療に代わって行われるようになってきています。

PDTではまず、光に反応して活性酸素[*95]を発生する薬液[*96]を10分間かけて腕の静脈からゆっくり注射します。薬液が脈絡膜に集まる投与開始15分後に、脈絡膜血管の透過性が亢進した範囲全体をカバーするように83秒間、レーザー光を連続照射します**[15]**。熱凝固を生じない程度の弱いレーザー光が、集まった薬の成分を活性化して血管の透過性を低下させます。これは当初、滲出型加齢黄斑変性の治療として開発された治療法（68頁のコラム「滲出型加齢黄斑変性の治療の歴史」参照）で、日本でもそちらの保険適応はあります。

＊94　PhotoDynamic Therapyの略です。

＊95　活性酸素は電子対を作っていない電子を獲得して還元された反応性の高い酸素分子を含む化合物です。DNAを損傷する働きがあり、生体内で過剰に発生する活性酸素は癌や生活習慣病、老化などの主要な原因のひとつと考えられています。

＊96　注射するのは光感受性物質であるベルテポルフィリン（商品名はビズダイン）です。

3-7 異常血管を焼き殺して消滅させるレーザー光凝固

網膜に発生する血管の腫瘍である網膜血管腫（フォン・ヒッペル・リンドウ病）や脈絡膜の血管腫では、病的な血管の透過性亢進のため漏れ出してくる血漿によって、CSCで見られる漿液性網膜剥離と同様の滲出性網膜剥離を生じることがあります。

またコーツ病は子供に多い網膜の血管病で、拡張した網膜の異常毛細血管から血漿が漏れて滲出性網膜剥離を生じます（図3-7-1）。これらの病気では血漿成分を漏らす異常な血管自体を直接凝固して殺し、消滅させる目的でレーザー光凝固治療を行います。

なお漿液性網膜剥離と滲出性網膜剥離の違いについては、後者のたんぱく濃度が高いなどの点がありますが、必ずしも明確ではありません。

図 3-7-1　コーツ病の異常血管（フルオレセイン蛍光眼底造影写真）

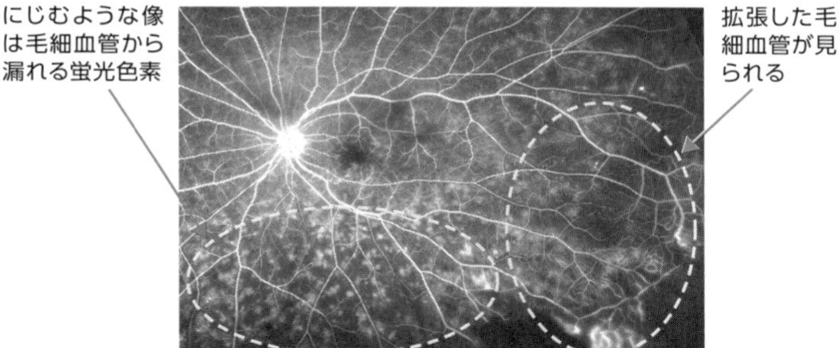

3-8 レーザー虹彩切開術で予防する急性緑内障発作

これまで説明してきた網膜に対するレーザー光凝固治療以外に、比較的多く行われているのが、レーザーによる熱凝固で虹彩の周辺部に穴を開けるレーザー虹彩切開術です。

急性緑内障発作は中高年の遠視の女性に多い原発閉塞隅角症[*97]と呼ばれる目に起こる急激な眼圧上昇で、ころげまわるほどの目の痛みと頭痛を訴えます。

この発作は表3-8-1に示すような状況で起こります（46頁のコラム「不用意な散瞳薬の点眼による急性緑内障発作」参照）。

角膜と虹彩の断面を見ることのできる前眼部OCT検査で観察すると、正常の目では図3-8-1上段のように角膜と虹彩は十分離れていて、隅角と呼ばれる前房周辺のスペースは広く保たれていますが、図3-8-1中段

表3-8-1　急性緑内障発作のひきがね

1.　薄暗くなってきた夕方（瞳孔が広がるため）
2.　顔を下に向けての長時間の作業（水晶体の前進による角膜と虹彩の接近）
3.　眼科で不用意に散瞳薬を点眼された後
4.　内科や泌尿器科などで処方されることのある抗コリン薬を内服した後

＊97　視神経に緑内障の変化が見られるようになれば、原発閉塞隅角緑内障と呼ばれます。

図3-8-1　前眼部OCT写真（上、中）とレーザー虹彩切開術（下）

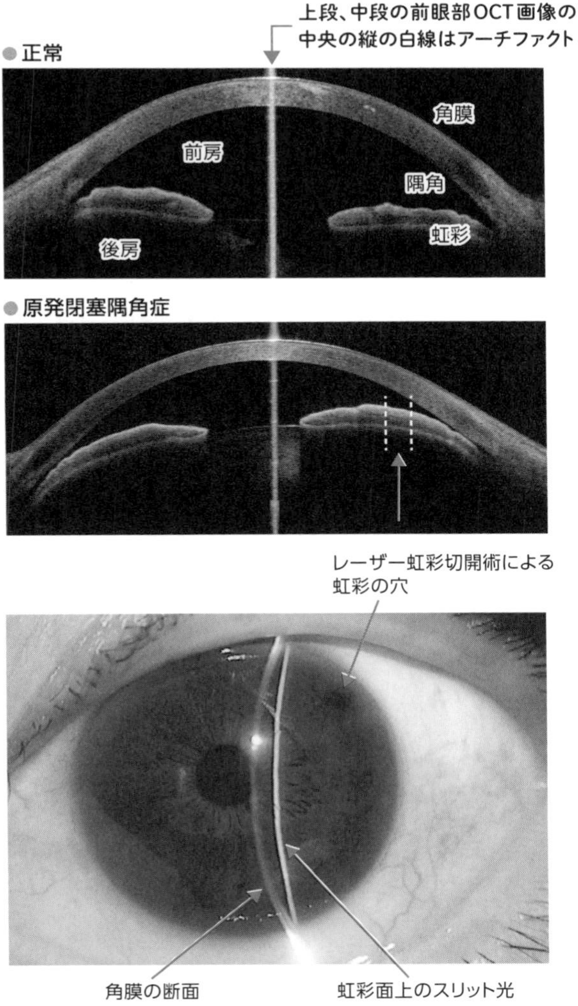

の原発閉塞隅角症の目では、角膜と虹彩が接近して前房が浅くなる浅前房を示し、隅角は狭くスリット状です。

散瞳したりうつ伏せになったりすると、瞳孔を通過する房水の流れが悪くなり、後房>前房の圧差を生じて虹彩が前方に押し出されます。その場合、隅角が狭い目では房水を排出する隅角の角膜裏面[*98]が全周で虹彩によって塞がれ房水を排出できなくなる結果、眼圧が急上昇する急性緑内障発作を生じます。その予防には図3-8-1中段の矢印で示す虹彩の点線部分を切り取って、前房、後房の圧力差をなくす治療が効果的です。

昔は手術で虹彩を切り取る虹彩切除術が行われましたが、現在は眼球の外からレーザー照射によって虹彩を凝固して穴を開けるレーザー虹彩切開術を行います。効果は手術と同等で眼圧上昇発作を予防することができます。図3-8-1下段に虹彩周辺に開けた穴を示します。大きさは0.5~1ミリメートル程度です。2本の弧状の線は細隙灯顕微鏡のスリット光による角膜と虹彩のラインを示していて、両矢印で挟まれた部分が前房です。虹彩と角膜が接近していてまだ浅前房ですが、虹彩に穴を開ける前よりは深くなっています。

＊98 隅角の角膜裏面には網目状の線維柱帯という組織があって、前房内の房水をその奥のシュレム管から眼球の外に排出します（119頁、図4-7-1参照）。

3-9 後発白内障のメカニズムとNd《ネオジウム》：YAG《ヤグ》レーザー後嚢切開術

白内障手術は濁った水晶体を取り除いて、代わりに眼内レンズを入れる手術です。ほとんどの患者さんは手術後によく見えるようになったと喜んでくれます。しかし手術後半年から数年で再び見えにくくなり、再度眼科を受診する患者さんが1割程度います。これは後発白内障あるいは術後の後嚢混濁と呼ばれる状態です。

水晶体は水晶体嚢と呼ばれる袋の中に水晶体核と水晶体皮質が入っています（図3-9-1A）。水晶体嚢はチン小帯という糸で毛様体につな

図 3-9-1　**水晶体の構造（A）、白内障術後の人工眼内レンズ（B）と後発白内障（C）**

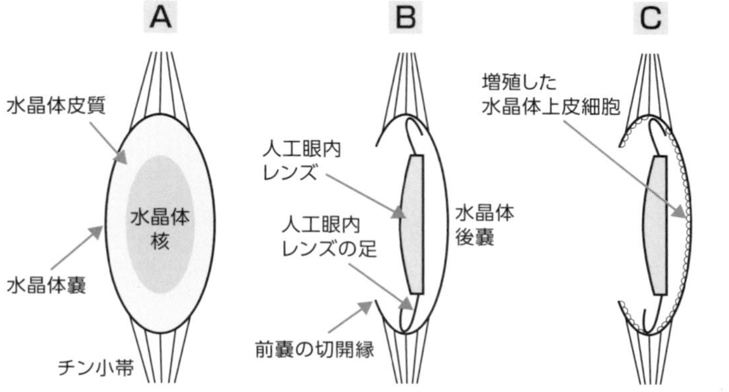

がり眼球内に固定されています（13頁、図1-1-1参照）。白内障で濁るのは水晶体嚢の中の核と皮質だけなので、白内障手術では嚢の前面にあたる前嚢に窓を開けて、そこから核と皮質を取り除き、残った嚢の中に人工の眼内レンズを入れます（図3-9-1B）。眼内レンズにはバネのような2本の足がついていて、これが水晶体嚢をつっぱるようにして固定されます。一方、水晶体嚢の後面の後嚢は透明ですが、一部の目では手術後、わずかに残った水晶体上皮細胞が後嚢の前面に沿って増殖し、瞳孔の中央まで広がることがあります（図3-9-1C）。これが光を散乱して見えにくくなるのが後発白内障です。

図3-9-2上は幅を広げたスリット光で撮影した後発白内障の細隙灯顕微鏡写真で、瞳孔内にはすりガラスのように濁った後嚢が見えます。その前にあるはずの人工眼内レンズは透明なので写真では見えません。治療はNd：YAGレーザー[＊99]で濁った後嚢の中央に窓を開ける後嚢切開術です。瞳孔中央部に透明な窓ができるので患者さんは再びよく見えるようになります（図3-9-2下）。窓の周囲の後嚢と眼内レンズはぴったり接触しているので、眼内レンズがはずれる心配はありません。治療は外来で10分程度です。

＊99　Nd:YAGレーザーはレーザー光凝固治療で使用する連続発振のレーザー装置ではなく、ナノ秒（10億分の1秒）という超短時間のパルス発振のレーザー光です。レーザー光のエネルギーが短い時間に集中することで、熱ではなくプラズマ爆発という現象が起こり、生じたプラズマの急速な膨張による衝撃波によって、狙った位置で後嚢に小さな亀裂ができます。これを円形あるいは十文字につなげることで濁った後嚢中央に窓が開きます。

図 3-9-2　後発白内障と Nd:YAG レーザー後嚢切開術

●後発白内障の細隙灯顕顕微鏡写真

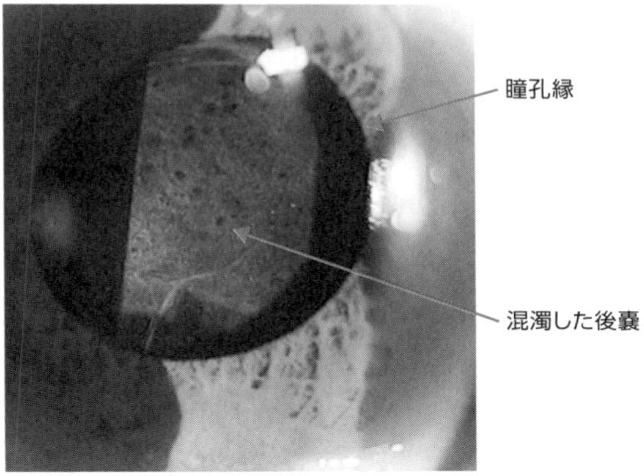

●後嚢切開術後の写真

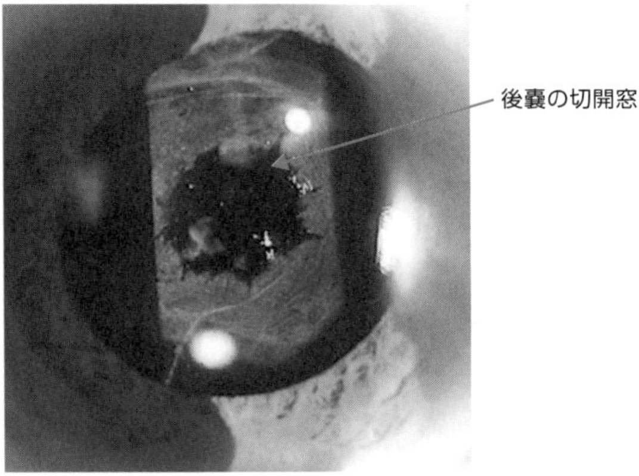

3-10 角膜の濁りを削り取る治療的レーザー角膜切除術（PTK）

エキシマレーザー[*100]は波長の非常に短い紫外線レーザーで、高エネルギー[*101]のため、角膜組織を蒸発させるように削る[*102]ことが可能です。

治療的レーザー角膜切除術（PTK[*103]）はコンピュータ制御されたエキシマレーザーを使用して角膜表面を削り取るように切除する治療です。帯状角膜変性や遺伝性の顆粒状角膜ジストロフィなど、角膜表面から5分の1くらいの浅い層の濁りでは、濁りのある表層をミクロン単位でなめらかに削ることで治療でき、移植術の代わりになります。

図3-10-1左は帯状角膜変性の目で、角膜中央にカルシウムが沈着しているため瞳孔が見えません。図3-10-1右の4本のピンクの矢印で囲まれる円形部分にエキシマレーザーを照射してPTKを行うと、濁った角膜表層のみが薄くなめらかに削り取られて、点線矢印で示すように瞳孔が見えるようになり、視力も改善しました。

＊100　エキシマレーザーはアルゴンとフッ素の混合ガス（ArF）をパルス放電で励起させることで発生させます。

＊101　光は波長が短いほど高エルギーです。可視光の波長は400～750ナノメートルで、エキシマレーザーはそれよりもはるかに短い193ナノメートルです。

＊102　角膜を含め、からだを作るたんぱく質やムコ多糖などの高分子は、炭素を中心に水素や酸素などの原子が共有結合でお互いに結び付く有機化合物です。エキシマレーザーを照射すると、その共有結合が切れて組織が蒸発するように消えてなくなります。

＊103　PTKはPhototherapeutic Keratectomyの略。

図 3-10-1　治療的レーザー角膜切除術（PTK）による帯状角膜変性の治療

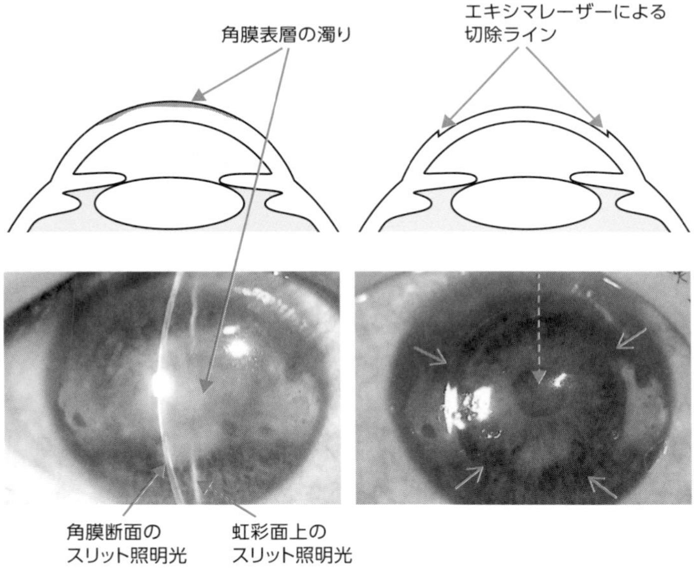

3-11 レーザーによる近視手術

近視でも遠視でもない正視の目では、遠方からの平行光線が目のレンズである角膜と水晶体によって屈折し網膜上にピントが合います（図3-11-1左）。近視の目では網膜までの距離（眼軸長）がレンズ作用に比較して長く[*104]、網膜の前方でピントが合うため遠くの景色がぼやけます（図3-11-1中）。そこで凹レンズのメガネやコンタクトレンズが必要になります。（図3-11-1右）。

図 3-11-1　近視の理論

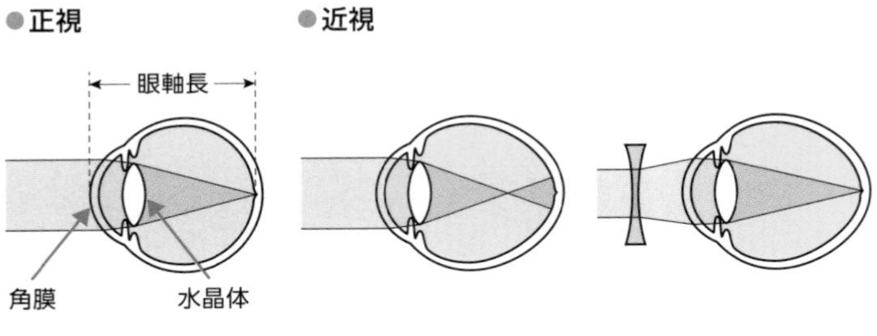

*104 近視には眼軸長が長くなる軸性近視と、角膜や水晶体のレンズ作用が強くなる屈折性近視の2種類があります。

図 3-11-2 LASIK 以前の近視矯正手術（A）と LASIK 手術（B-D）

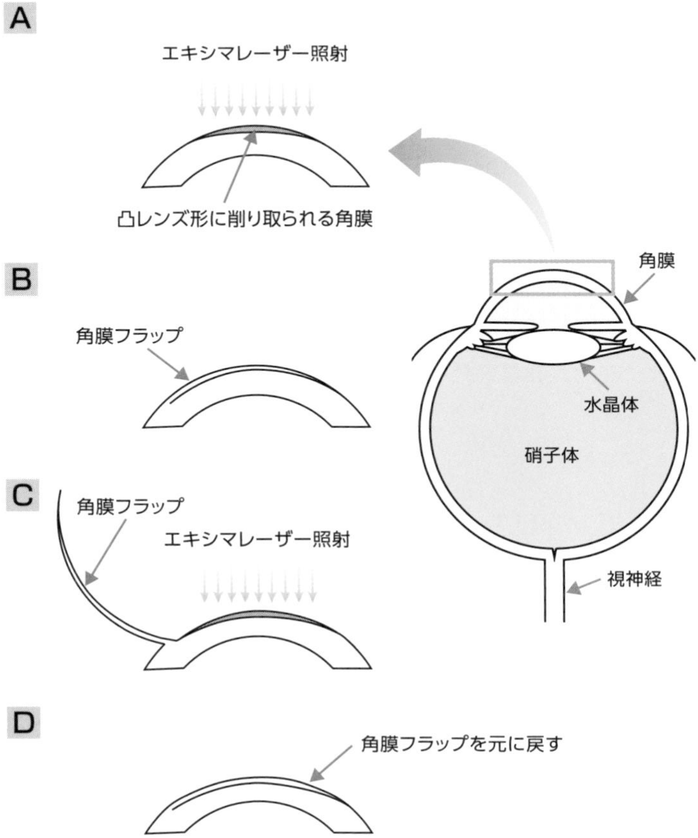

しかしメガネなしの裸眼で遠くをはっきり見たいと希望する近視の人はたくさんいます。近視矯正手術はそのニーズに応えるもので、角膜または水晶体のレンズ作用[*105]を弱めます。前方に凸の球面の角膜の湾曲をゆるやかにするレーシック（LASIK[*106]）がその代表です。

前項の治療的レーザー角膜切除術（PTK）では、エキシマレーザーで角膜の表層を一定の厚みで削りますが、中央で厚く周辺で薄く削ることで凸レンズ形に切除すると、角膜の凸レンズ作用が弱まります（図3-11-2A）。これはLASIK以前の近視矯正手術[*107]ですが、レーザーで削った角膜の傷が露出するため、治療後の数日間続く強い目の痛みが欠点でした。

そこで角膜の表層を薄くそいでフラップを作り（図3-11-2B）、これをめくってその下にエキシマレーザーを照射し（図3-11-2C）、角膜フラップを元に戻す（図3-11-2D）LASIK手術が近視矯正手術のスタンダードとなりました。角膜表面には傷がないので痛みはほとんどありません。

＊105　角膜に対するLASIK以外に水晶体のレンズ作用を弱めるフェイキックIOL（有水晶体眼内レンズ）や白内障手術による眼内レンズ挿入術があります。延長した眼軸長を短縮する効果的な手術はまだありません。

＊106　LASER in situ keratomileusisの略です。

＊107　レーザー屈折矯正角膜切除（PRK: Photorefractive Keratectomy）と呼ばれます。

Column

フェムト秒レーザーによるLASIK後の近視手術

LASIK手術では角膜フラップに関係するトラブル[*108]が発生することがあります。その欠点を克服する次世代の近視矯正手術としてフェムト秒レーザー[*109]を使用する手術がすでに一部施設で導入されています。この手術では角膜内部に前後面が凸レンズ形になるような2枚の切開面をフェムト秒レーザーで作成し、挟まれた凸レンズ部分を抜き取ることで角膜の屈折力を低下させて近視を治します（図3-11-3）。角膜フラップを作る必要がないので、角膜により優しい手術になっています。

フェムト秒レーザーは近視矯正手術だけでなく白内障手術や角膜移植術にも利用されています。

図 3-11-3　フェムト秒レーザーによる近視矯正手術

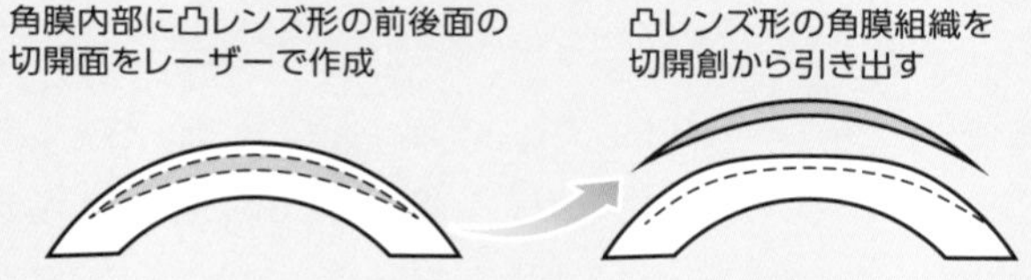

＊108　フラップ作成の際に角膜に入る神経を切断することで生じるドライアイやフラップのしわなど。

＊109　フェムト秒レーザーは後発白内障治療に使うNd:YAGレーザーよりもさらに短い照射時間のパルスレーザー（Nd:YAGレーザーの100万分の1）です。照射された角膜内部にプラズマ爆発ではなく小さな気泡が発生して、これをつなぐことで自由な形の切開面を角膜内部に作成できます。

3-12 円錐角膜のメカニズムと角膜クロスリンキング（PiXL）

レーザー治療ではありませんが紫外線を利用する新しい目の治療として、円錐角膜に対する角膜クロスリンキングがあります。円錐角膜は思春期に発症する原因不明の角膜の病気で、角膜の中央付近が薄くなって円錐形に突出します（図3-12-1上段左と下段左）。進行性の病気ですが、多くは30歳頃までに停止します。

正常の角膜には凸レンズ作用があって水晶体と共同して平行光線が網膜上に焦点を結びます。しかし円錐角膜では場所によって屈折される光の方向がばらばらになるため焦点を結ばず、メガネでは矯正できない不正乱視となり視力が不良です。軽症例では突出した角膜表面をハードコンタクトレンズと涙で覆うことで、不正乱視を矯正できます（図3-12-1下段中央）。しかし重症になるとハードコンタクトレンズがはずれてしまうために、正常なカーブのドナー角膜を移植する角膜移植術が必要です（図3-12-1下段右）。

角膜クロスリンキング（PiXL[*110]）は円錐角膜の進行を抑える治療法です。上皮を剥がした角膜に薬液を点眼しながら紫外線を繰り返し照射[*111]します。すると角膜の材質であるコラーゲンという線維状のたんぱくが変化[*112]して角膜の強度が増すことで円錐角膜の進行が抑えられます[16、17]。

図 3-12-1　円錐角膜と従来の治療

● 円錐角膜

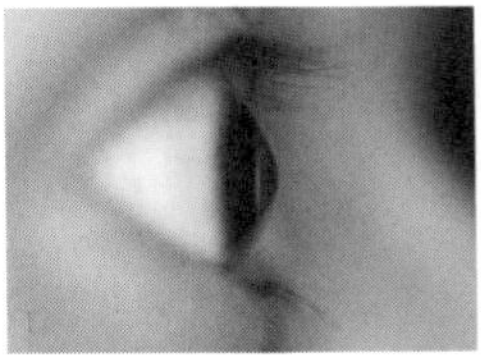

● 正常角膜

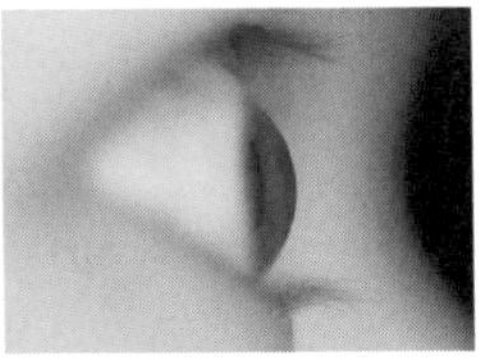

● 円錐角膜

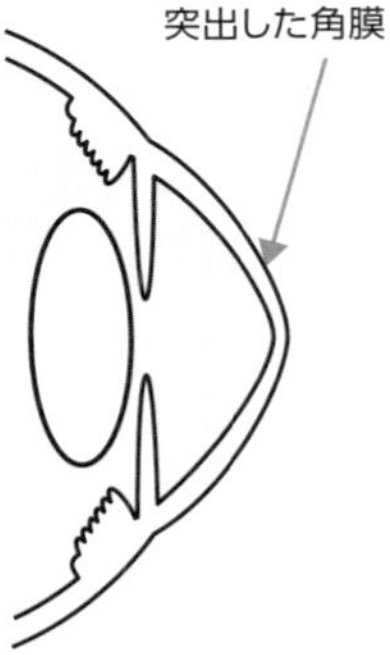

● ハードコンタクトレンズによる矯正

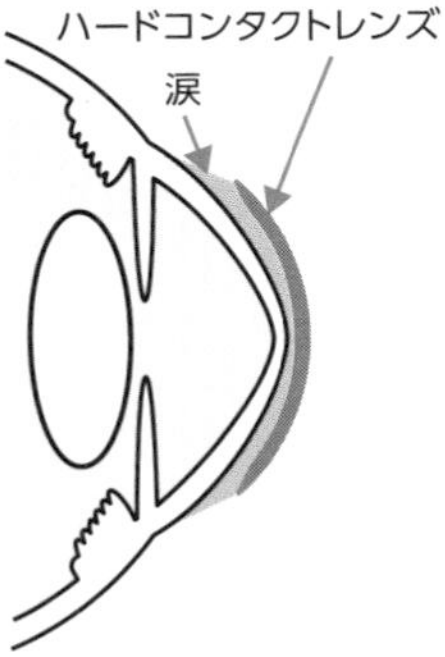

● 角膜移植術

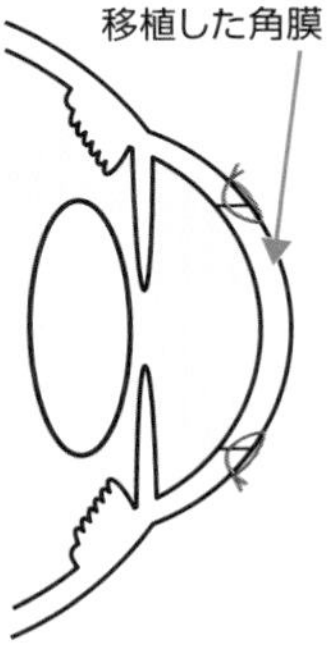

＊110 Photorefractive intrastromal crosslinkingの略。

＊111 具体的にはビタミンB2（リボフラビン）の点眼をしながら紫外線A波（UV-A、波長315～380ナノメートル）を照射します。

＊112 線維状のたんぱくであるコラーゲンの分子間の橋渡し（架橋）が増えて、角膜の強度が増強します。

Column

レーザー治療は外来で行う手術

レーザー治療というと、入院して行う大変な治療だと思っている患者さんが大勢います。多くのレーザー治療は図3-4-1（81頁）のように細隙灯顕微鏡と合体した専用の機械を使用して外来で行います。麻酔はレーザー治療用のコンタクトレンズを角膜上に載せるための点眼麻酔だけです。時間は数分から30分程度です。

患者さんからの質問で多いのは「治療は痛いのか?」ということです。糖尿病網膜症に対して行う網膜周辺部のレーザー光凝固では個人差はありますが、かなり痛がる患者さんがいて、休みながら分割して治療を行うことがあります。また治療的レーザー角膜切除術（PTK）では治療後、点眼麻酔薬の効果が切れると角膜上皮剥離の状態のため強い痛みがあり、角膜上皮が再生するまではソフトコンタクトレンズを載せて痛みを軽減させます。そのほかの多くのレーザー治療では、痛みはないかあってもわずかです。

レーザー治療に使用する機器は数百万円から数千万円と高額のため、その治療費は比較的高額になります。レーザー治療の種類によっても異なりますが、通常の網膜レーザー光凝固術の健康保険での3割の自己負担額は3万円程度です。しかしレーザー治療は保険上手術治療に分類されているので、民間の医療保険に入っていれば、手術特約によっては後日、保険会社から支払われる手術給付金でまかなわれることがあります。ただし近視矯正レーザー治療は例外で、手術給付金の対象ではありません。

第4章

目の顕微鏡手術

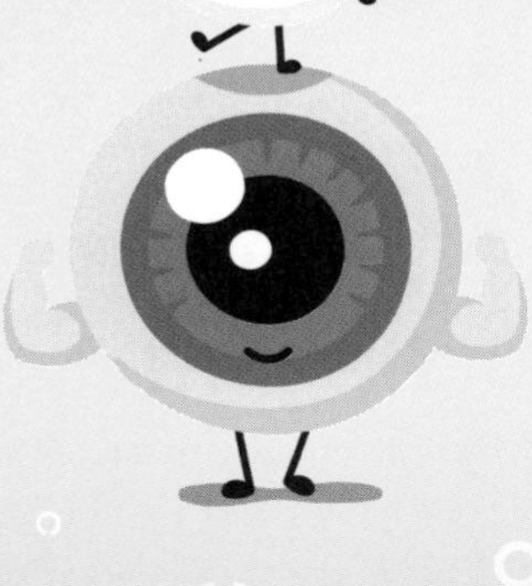

4-1 目の手術と手術顕微鏡

個人差はありますが、眼球の直径[*113]は500円玉程度です。脳を見るCT画像では眼窩という骨の箱の中に収まっていることがわかります（図4-1-1）。骨のほら穴の中にある小さい目は、どのようにして手術するのでしょうか？

眼球は小さいからといって、この骨の箱から取り出して手術をする訳にはいきません。脳につながっている視神経を切断すると永久に見えなくなってしまうからです。手術では患者さんはベッドに仰向けになり、目の部分だけ窓が開いた滅菌の布で覆われます。

患者さんの目の真上には手術用顕微鏡[*114]の対物レンズがあります（図4-1-2）。図には描き込んでいませんが、手術される患者さんの目は顕微鏡に付属する照明装置の光で照らされています。目の映像は点線のように真上に進み、45度に傾いた鏡で水平方向に曲げられて接眼レンズに向かいます。手術を行う眼科医は4～21倍に拡大された眼球内部を観察しながら、眼科専用の繊細な手術器具で眼球内外の手術を行います。

＊113　平均的な眼球では角膜から網膜までの前後径が24ミリメートル、角膜直径は11.5ミリメートルです。

＊114　眼科の手術に顕微鏡を使うようになったのは1960年代です[18]。

図 4-1-1　CT画像に映る眼球と眼窩の骨（左：水平断面、右：前後方向の垂直断面）

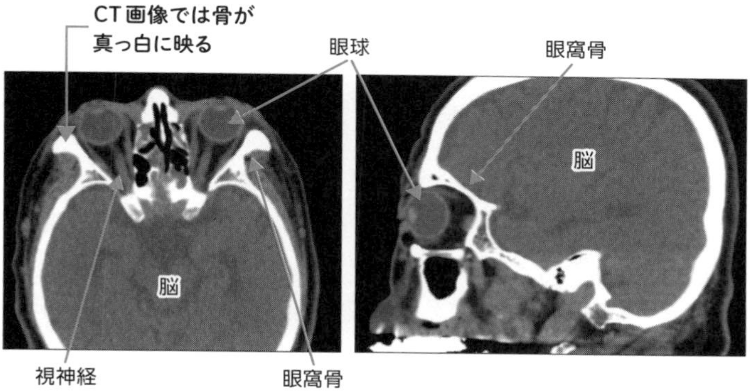

図 4-1-2　目の顕微鏡手術

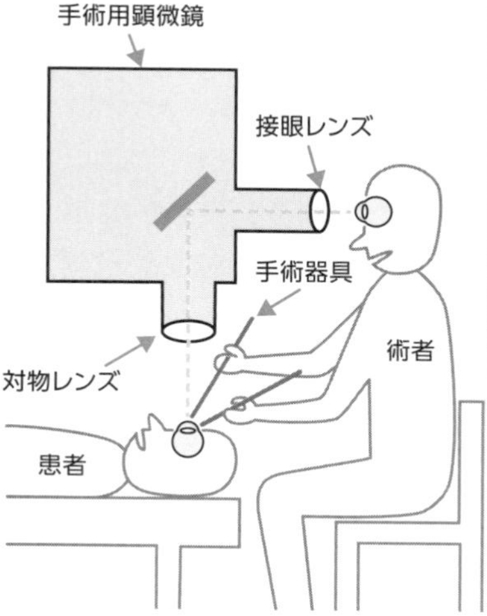

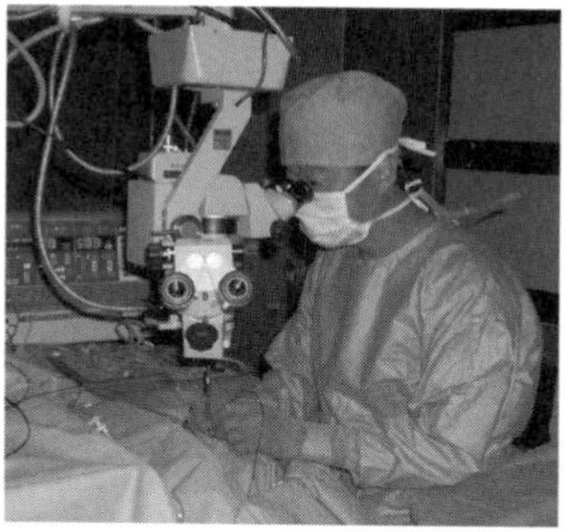

実際の手術風景。患者さんの目以外は布で覆われている

Column

腹腔鏡手術に似ている眼球内の手術

以前は虫垂炎などおなかの手術ではメスで皮膚を切り、手術用手袋をした術者の手をおなかの中に差し入れて胃や腸を触りながら手術をしました。現在はおなかの皮膚に小さな穴を開けて、そこから差し込んだ内視鏡による映像をモニター画面で見ながら、別の穴から差し入れた長い柄のついた器具を操作して、胃や腸などの内臓や血管を切ったり縫ったりする腹腔鏡手術[*115]が一般的です。

眼科の顕微鏡手術のうち、白内障手術や網膜の病気に対する硝子体手術[*116]は腹腔鏡手術と似ています。皮膚ではなく、眼球の壁である強膜または角膜に穴を開けて、そこから手術器具や目の手術専用機の付属部品[*117]などを眼球内に差し入れて、細かな手術操作を行います。ただし現在多くの施設では、眼球内の観察は腹腔鏡手術のようなモニター画面ではなく、手術用顕微鏡を通して術者の目で直接観察[*118]しています。

図4-1-3は、裂孔原性網膜剥離に対する硝子体手術です。患者さんの頭側に座った術者が見ている映像で、患者さんの上まぶたが手前に

＊115　腹腔鏡手術がさらに進歩したロボット手術（ダヴィンチ手術）では、手術台から離れた場所に座った術者がモニター画面を見ながらロボットアームを遠隔操作して手術します。

＊116　網膜剥離、増殖糖尿病網膜症や黄斑円孔などの網膜の病気は、硝子体を切除した上で網膜を操作するので硝子体手術と呼ばれます。

＊117　硝子体手術での硝子体カッターや白内障手術での超音波ハンドピースなど。

＊118　手術用顕微鏡からの映像信号を3D加工して映し出した立体モニター画像を、偏光メガネを掛けた術者が頭をあげて観察しながら行うヘッドアップサージェリー（heads-up surgery）と呼ばれる手術も普及し始めています。

見えています。上下のまぶたは閉じないよう開瞼器で開いた状態になっています。★印は角膜周囲の強膜に開けた4か所の穴から眼球内に差し込んだ器具です。瞳孔はあらかじめ点眼しておいた散瞳薬で8ミリメートル程度に広がっています。実際の手術ではこの後、特殊なレンズを使用して、広がった瞳孔を通して眼球内部をのぞきながら手術を進めます。

図 4-1-3　硝子体手術で術者が見ている映像

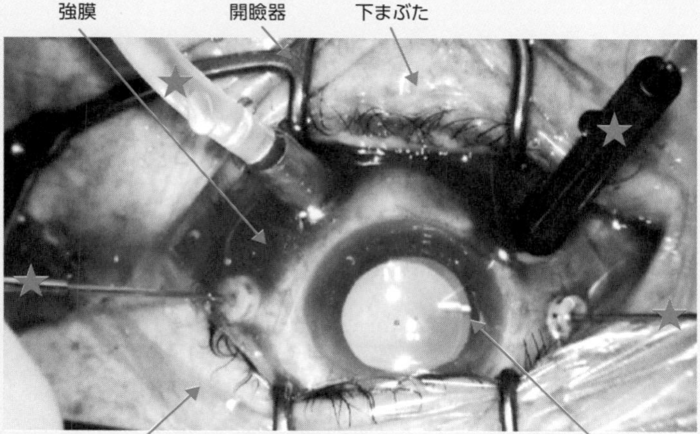

4-2 白内障手術の戦略と歴史

白内障は水晶体が濁る病気です。水晶体の中央には硬い水晶体核があり、そのまわりを軟らかい水晶体皮質が取り囲んでいます。両者は水晶体嚢という袋に包まれ、チン小帯という多数の糸で毛様体につながり、虹彩と硝子体の間に固定されています（図4-2-1上）。白内障で濁るのは水晶体核と水晶体皮質で、水晶体嚢は濁りません。

40年前までは濁った水晶体を丸ごと取り出す手術[*119]でした。濁りは取れますが凸レンズの水晶体がなくなるので、強度の遠視のためピントが合わなくなり、手術後は分厚い凸レンズのメガネが必要でした（図4-2-1下段左）。

現在は水晶体嚢の前面に窓を開け、硬い水晶体核を超音波で砕いて水晶体皮質とともに吸い出し、残った嚢の中に眼内レンズを入れるPEA／IOL手術[*120]が一般的です。薄いプラスチック製の眼内レンズにはバネ作用のある2本のひげのような足がついていて、これが水晶体嚢の円周部分を内側からつっぱることで固定されます（図4-2-1下段右）。

＊119 水晶体嚢内摘出術(ICCE: IntraCapsular Cataract Extraction)。水晶体を支えるチン小帯を切って、棒状のクライオ装置の先端を水晶体とともに凍らせてくっつけて取り出しました。

＊120 超音波乳化吸引（PhacoEmulsification and Aspiration）と眼内レンズ（IntraOcular Lens）挿入術の略称です。

図 4-2-1　**水晶体の構造と白内障手術**

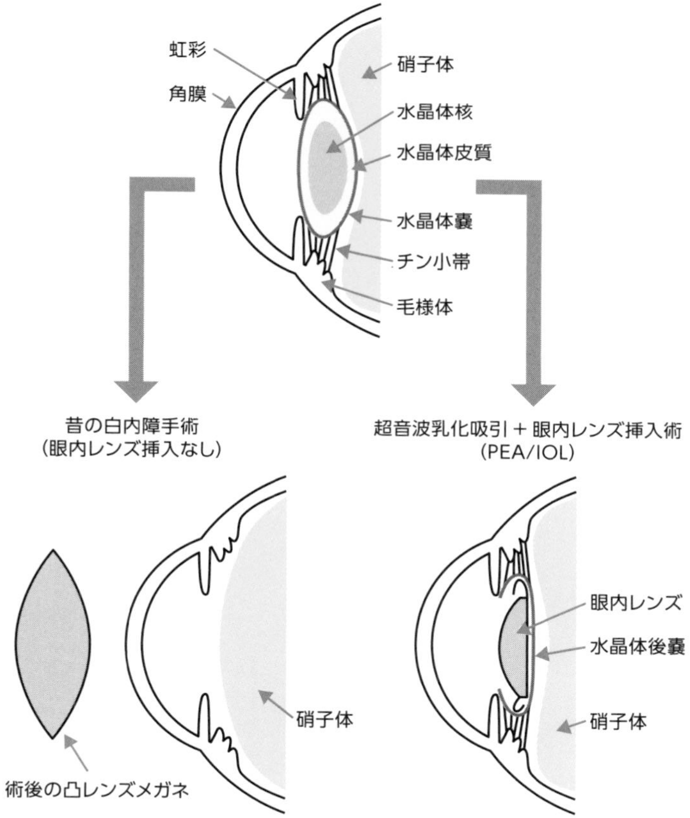

4-3 白内障手術の実際

実際の手術では、先を折り曲げた注射針で水晶体嚢前面の前嚢を、引き裂くようにしてハート形に切開します（図4-3-1右上）。ハート形にするとなめらかな切開線の始点と終点が内向きにつながるので、裂け目が周囲に広がらず安全に手術ができます。その後、超音波で振動するUSチップを前嚢の窓から差し込んで、水晶体核を細かく砕きながら吸引します（図4-3-1右下）。さらに周囲の水晶体皮質を吸い取って、空になった水晶体嚢の中に筒状に丸めた眼内レンズ（図4-3-2）を入れると、丸まっていたレンズは自然に広がってレンズの形になります。器具や眼内レンズを眼球内に差し込む入り口の傷は2.5ミリメートル以下と小さいので、糸で縫う必要は通常ありません（無縫合手術）。手術時間は20~30分程度で、数日の入院または日帰り手術で行われています。

図 4-3-2　眼内レンズ

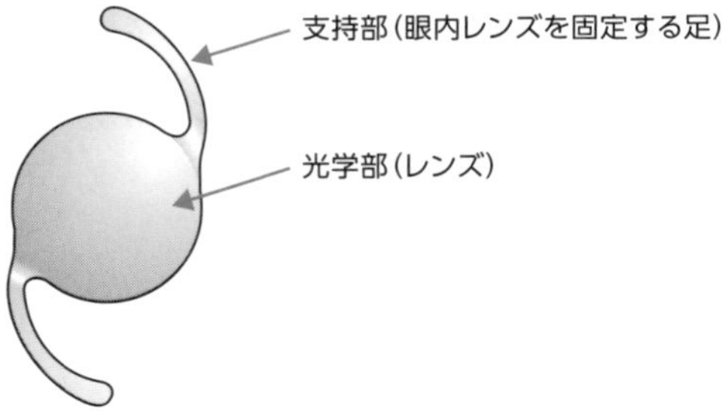

図 4-3-1　超音波乳化吸引 + 眼内レンズ挿入術（PEA/IOL）

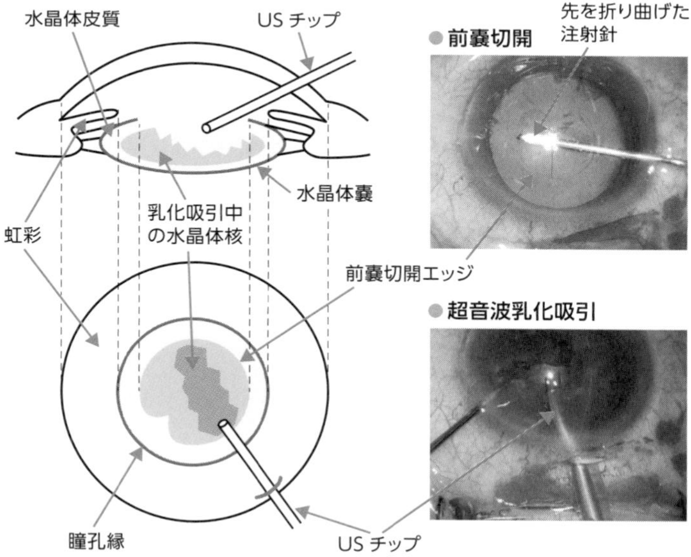

左上の断面図と左下の平面図は超音波乳化吸引中の模式図。
右上は前嚢切開時の、右下は超音波乳化吸引時の手術映像。
水晶体核の動きをコントロールする左手に持った棒も見える

4-4 裂孔原性網膜剥離の手術

裂孔原性網膜剥離は網膜の裂け目（網膜裂孔）から、硝子体中の水[*121]が網膜の下に潜り込んで、網膜が剥がれる病気です（82頁、図3-5-1参照）。放置すると剥がれた網膜の視細胞が死に、網膜全体に及ぶと失明します。網膜復位術と呼ばれる手術が必要で、その目的は網膜裂孔を塞いで[*122]網膜の下へ流れ込む水の侵入を防ぐことです。

現在は硝子体手術による網膜復位術[*123]が主に行われます。図4-4-1Aは術前の状態で、剥がれた網膜の硝子体側にはコラーゲン線維を含む硝子体ゲルがあります。強膜に作成した小さな穴から眼内照明ファイバーと硝子体カッター[*124]を差し込んで、硝子体ゲルをきれいに取り除き（図4-4-1B）、図にはありませんが3番目の強膜の穴につないだボトルから流れ込む人工房水で置き換えます。

その後ポンプで空気を硝子体中に送り込み、残っている人工房水を吸引して空気に置き換える硝子体液空気置換を完成させます（図4-4-1C）。空気の表面張力によって眼球壁に押し付けられた裂孔周囲の網膜を眼内

＊121 ゲル構造の硝子体が老化で変化して液化硝子体になると、自由に動ける水を生じて、これが網膜裂孔から網膜下に流れ込みます。

＊122 新たな供給がなくなれば溜まった水は自然に吸収され、剥がれた網膜は元に戻ります。

＊123 以前の手術は、眼球の外側に縫い付けた棒状のシリコンを締め込むことで眼球内部に土手を作り、原因となる網膜裂孔を土手の上に着地させる強膜バックリング術が主流でした。

＊124 硝子体ゲルは含まれる長いコラーゲン線維がからまるためそのままでは吸い取ることができませんが、硝子体カッターで線維を細かく切り刻むと吸引できます。

レーザーで凝固し（図4-4-1D）、最後に空気を長期滞留ガス[*125]に置き換えて手術は終了します。

術後は原因となった網膜裂孔に、硝子体中のガスが当たるような体位をとってもらいます。水には溶けにくいガスですが徐々に吸収されて、代わりに日々少しずつ分泌される房水に置き換わります。図4-4-1Eはガスが半分程度になった術後1週間の状態です。術後2週間で硝子体が完全に房水で満たされる頃には網膜裂孔周囲のレーザー凝固の痕が瘢痕化して、水が網膜裂孔から再び網膜下に潜り込むことはありません。

図 4-4-1　裂孔原性網膜剥離に対する硝子体手術

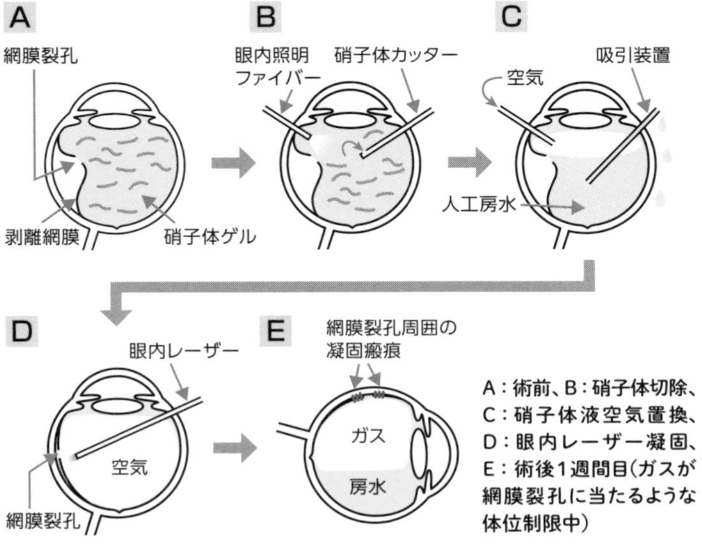

A：術前、B：硝子体切除、C：硝子体液空気置換、D：眼内レーザー凝固、E：術後1週間目（ガスが網膜裂孔に当たるような体位制限中）

＊125　空気は水に溶けやすいのでそのままだと、網膜の血管などから吸収されて３～４日でなくなるためです。

4-5 増殖糖尿病網膜症の手術

糖尿病網膜症のメカニズムは、第3章（74-79頁）で解説しました。新生血管を生じる増殖糖尿病網膜症の多くは硝子体手術で治療します。網膜から硝子体に伸びる新生血管は脆く、切れると硝子体出血を生じます。大量だとその濁りで失明に近い状態になるので硝子体を切除して人工房水に置き換える硝子体切除[*126]が必要です。また新生血管の周囲にできる増殖膜は視神経乳頭や網膜血管に沿って網膜と癒着していて、これが収縮して網膜を引っ張ると、トランポリンのような形の網膜剥離を生じます（図4-5-1下）。

網膜裂孔から水が流れ込んでできる裂孔原性網膜剥離とは異なり、このような網膜剥離は牽引性網膜剥離と呼ばれます。しかし治療は裂孔原性網膜剥離の硝子体手術とかなりの部分で共通します。図4-4-1B（113頁）のように硝子体を切除すると硝子体出血の濁りは取り除けます。さらに網膜に連続している増殖膜を硝子体カッターや硝子体剪刀《せんとう》（手術用のハサミのこと）でていねいに切り離していくと、増殖膜による牽引がなくなって剥離していた網膜は元に戻ります。網膜裂孔がなければ眼球内をガスで置き換えて体位制限をする必要はありません。

＊126　硝子体切除は硝子体手術の基本なので両者はほぼ同義です。

図 4-5-1　増殖糖尿病網膜症による牽引性網膜剥離*127

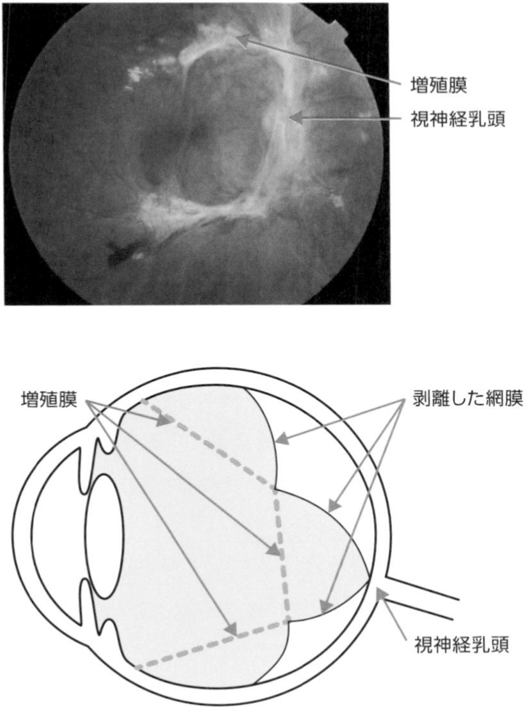

＊127 図4-5-1上の眼底写真で［コ］の字形に白く濁る部位では増殖膜が網膜に癒着していて、その内部の透明な網膜は剥離しています。図下の太い点線で示した増殖膜は網膜との癒着部位付近では白濁しますが、それ以外の部分は透明に近く、上の写真では見えません。

4-6 黄斑円孔のメカニズムとその治療

黄斑円孔は眼底中央の黄斑の、そのまた中心の中心窩に穴が開く[*128]病気です。通常、直径0.5ミリメートル以下の小さい穴ですが、視力に関係する視細胞がぎっしりと詰まっている部位なので、正常では1.0の視力が多くは0.1程度に低下します（図4-6-1）。

治療法のなかった以前は、発症すると視力は不良のままでした。しかし1990年代の初め、裂孔原性網膜剝離と同じように手術で硝子体を取り除き、代わりにガスで満たしてうつ伏せにしておくと、穴が閉じて視力が回復することが報告されました。黄斑円孔は中心窩の視細胞がなくなるのではなく、中心にできた裂け目が周囲に広がった穴[*129]なので、手術によって穴の縁の視細胞が再び中心に移動できる環境にすると穴が塞がって視力が改善するのです。

手術法がさらに改良[*130]された今日、穴が閉鎖する手術の成功率は9割以上で、しかも発症後半年以内であれば1.0の視力に回復する例も少なくありません。ただし穴の縁のめくれ上がった視細胞が、下層の網膜色素上皮にガスでしっかりと押し付けられる必要があるので、患者さんは手術後、うつ伏せ姿勢をしいられます。施設によって1～7日間と幅はありますが、患者さんには手術よりも術後の姿勢のほうが苦痛です。

図 4-6-1　正常と黄斑円孔の眼底写真とOCT

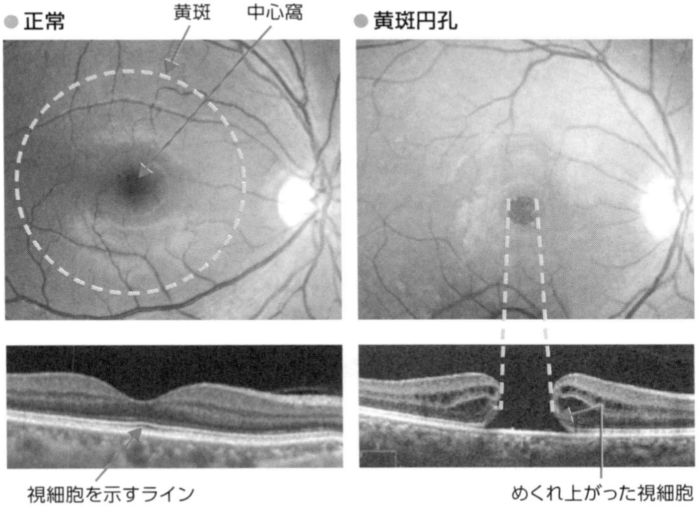

＊128　黄斑円孔は一種の網膜裂孔ですが、通常は裂孔原性網膜剥離にはなりません。ただし強度近視の目では黄斑円孔網膜剥離を生じます。

＊129　黄斑円孔形成の過程は2000年以後のOCT研究で明らかになりました。

＊130　網膜表面の内境界膜を剥がす方法で円孔閉鎖率は大きく改善しました。

4-7 緑内障のメカニズムと手術

緑内障の治療は眼圧を下げて、視神経の障害を遅らせることです。そこで患者さんには、まず眼圧を下げる目薬が処方されます（36頁、第1章1-11参照）。どこまで眼圧を下げるかは目の状況によって異なり、3～4種類もの点眼が必要なこともあります。長期の点眼はさまざまな副作用を伴い、また点眼だけでは眼圧が十分には下がらず視野障害が進行する患者さんもいます。そのような場合にさらに眼圧を下げる目的で手術が行われます。

現在最も一般的な手術は線維柱帯切除術と呼ばれます。線維柱帯は周辺の角膜の裏にあって、房水を満たす前房に面しています（図4-7-1上）。毛様体で作られる房水は、点線矢印のように前房に出た後、線維柱帯を通ってその奥のシュレム管という管から強膜表面の静脈に排出されます。手術ではこの線維柱帯の一部を切り取って、そこからシュレム管を経由することなく強膜の外に抜けるトンネルを作ります（図4-7-1右下）。手術後の房水はこのトンネルを流れ出て、強膜と結膜の間にできたブレブ（bleb：濾過胞）という水たまりに溜まります。図4-7-1中の挿入写真では、スリット光のふくらんだラインで水が溜まっているのがわかります。溜まった房水は強膜の表面の血管から徐々に吸収されるので、眼圧を10ミリメートル水銀柱以下の低いレベルに低下させることができます。線維柱帯切除術のコンセプトは、シュレム管を経由する正常ルートではない房水排出のバイパス路を作るということです。首都圏の中小河川での洪水を防ぐために、ゆとりのある江戸川に流す首都圏外郭放水路の考え方と似ていますね。

図 4-7-1　**房水排出のルート（上）と線維柱帯切除術（下）**

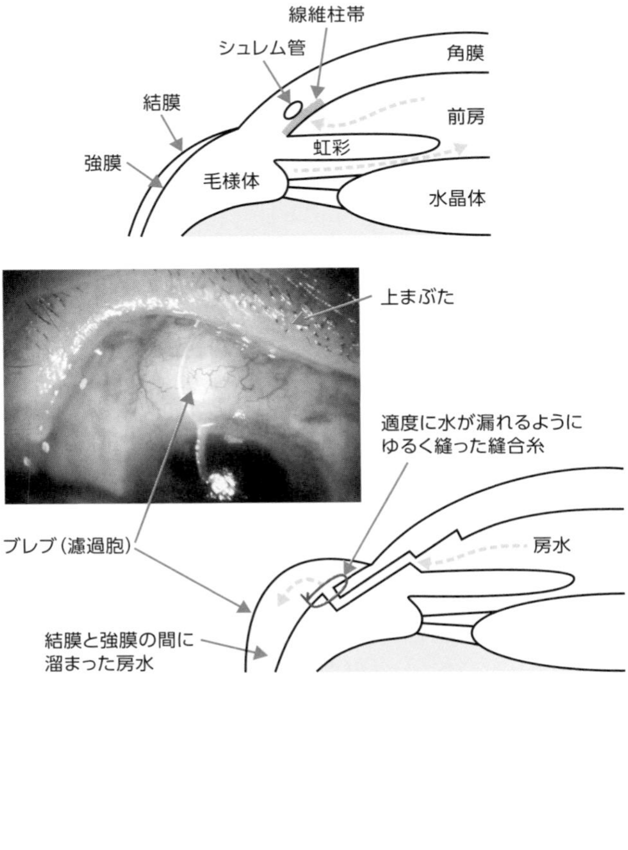

4-8 角膜の濁りを切り取る角膜移植術

さまざまな原因で起こる角膜の病気のなかには、目薬の治療で病気が治まっても、後遺症としての濁りが角膜中央に残って視力が不良のことがあります。そのような目の視力を回復させるには、濁った角膜部分を切り取り、代わりに透明な代用角膜を縫い付ける角膜移植術が必要です。

白内障の手術ではプラスチックでできた人工眼内レンズを水晶体嚢の中に移植します（109頁、図4-2-1参照）。しかし眼球の壁にもなっている角膜にプラスチックを縫い付けたのでは、房水など眼球内の液体が外に漏れ出て眼球の形を保つことができません。有機物の角膜と無機物のプラスチックは互いになじまず、しっかりした癒着ができないためです。現在のところ移植する代用角膜はほとんどの場合[*131]、亡くなった方の眼球から提供される生体の角膜です。

全層角膜移植術[*132]が最も一般的で、レシピエントと呼ばれる患者さんの濁った角膜中央をトレパンという先が刃になった円筒形の器具で円形に打ち抜いて取り除きます。そこにわずかに大きなサイズのトレパンで提供者の透明な角膜を打ち抜いてできたドナーと呼ばれるグラフトをはめ込み、細い手術用のナイロンの糸で縫い付ければ[*133]完成です（図4-8-1）。

＊131　例外的にプラスチック製の人工角膜の移植術が一部の施設で行われていますが、必ずしも満足できる結果とは言えません[19,20]。

＊132　全層角膜移植術は角膜上皮から内皮までの角膜全層を移植します。これ以外に角膜表層、あるいは深層の角膜内皮のみを移植する手術もあり、角膜パーツ移植と総称されます。

図 4-8-1　全層角膜移植術

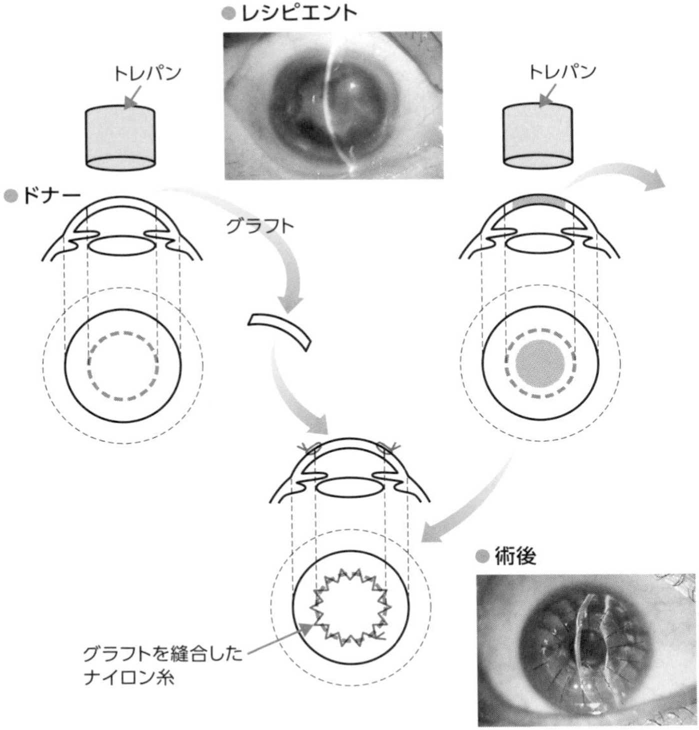

＊133　模式図のように連続的に縫合しても、写真のように16本程度を個別に縫うやり方のいずれであっても、周囲の角膜組織との間に癒着ができて房水は漏れなくなります。しかし皮膚と異なり血管のない角膜での創の癒着には時間がかかるので、抜糸できるのは半年後くらいになります。

4-9 斜視とその手術

斜視は両目の視線が目標で一致せず、片方が左右あるいは上下にはずれる状態です。フラッシュを光らせて写真を撮る角膜反射法では、正常では両目の視線がカメラを向くのでフラッシュの反射の白点は黒目の中央に映ります。この状態は正位と呼ばれます。一方斜視では右の視線がカメラに向くと、左目の白点は図4-9-1の2段目以下のように黒目の外、内、下にずれて映ります。これは視線が内、外、上方にずれているためで、それぞれ内斜視、外斜視、上斜視と呼ばれます。通常は、ずれた左目でカメラを見ることもできて、その場合は右目が同様に内、外にずれますが、左上斜視の目では左目がカメラを見ると右目は下方にずれるので右下斜視となります。このような斜視は共同性斜視[*134]と呼ばれます。

斜視のなかでも頻度の高い外斜視では、左右の視線の向きが拡がります(図4-9-2A)。その治療として、眼球の外側についている外直筋を強膜からはずして後ろにずらして縫い付ける後転術(図4-9-2B、C)や、内側の内直筋の一部を切り取って縫い縮める短縮術(図4-9-2D)が行われます。

外直筋など目を動かす筋肉は、眼球周囲の骨と眼球の壁を結ぶゴムひものような働きをしています。眼球を外に向ける外直筋を後転してゆるめると、その作用が弱まるので眼球は内側に向くようになり外斜視が矯

＊134 左右どちらかの目の動きが悪くなる場合も斜視になり、非共同性斜視と呼ばれ、多くは外転神経や動眼神経の麻痺による麻痺性斜視です。

図 4-9-1　角膜反射法

● 正位

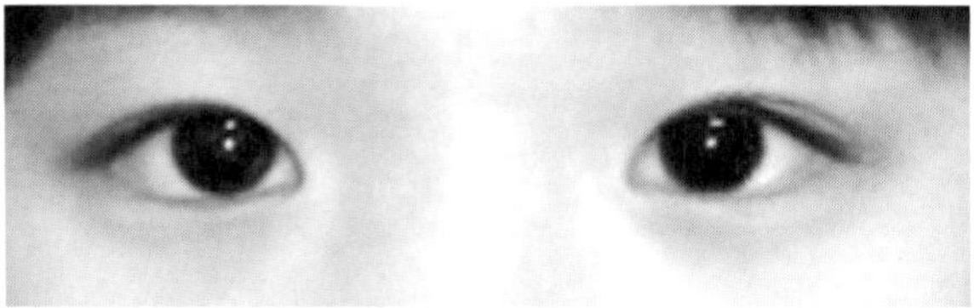

● 内斜視

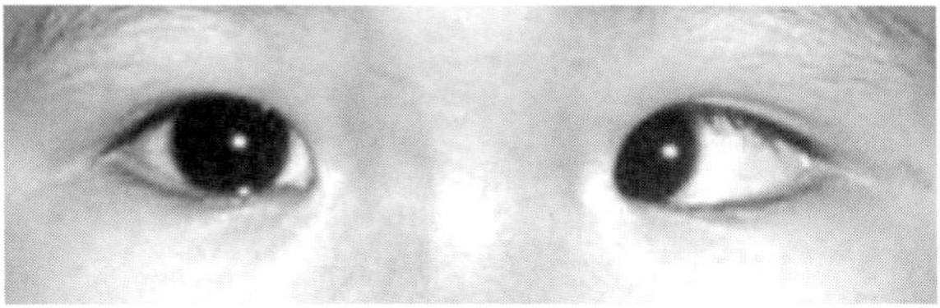

● 外斜視

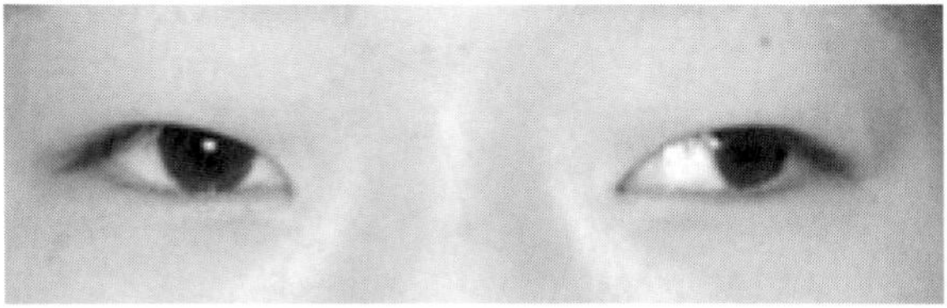

● 上斜視（左）

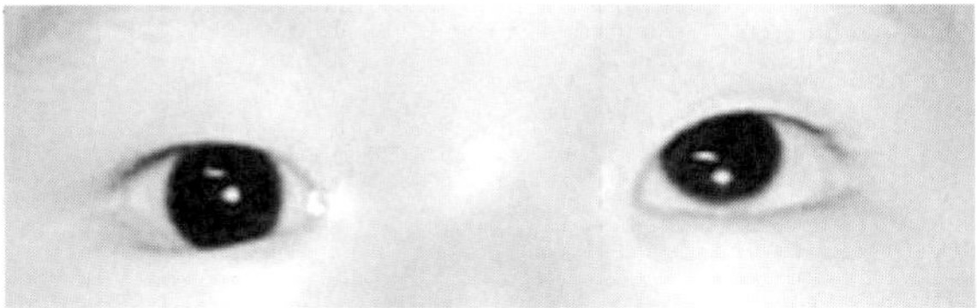

正できます（図4-9-2B）。あるいは内直筋を短縮しても、眼球を内方に引っ張る力が強まり外斜視を矯正できます。後転や短縮の量は手術前に測定した両目の視線のズレから計算します。

図 4-9-2　外斜視に対する手術

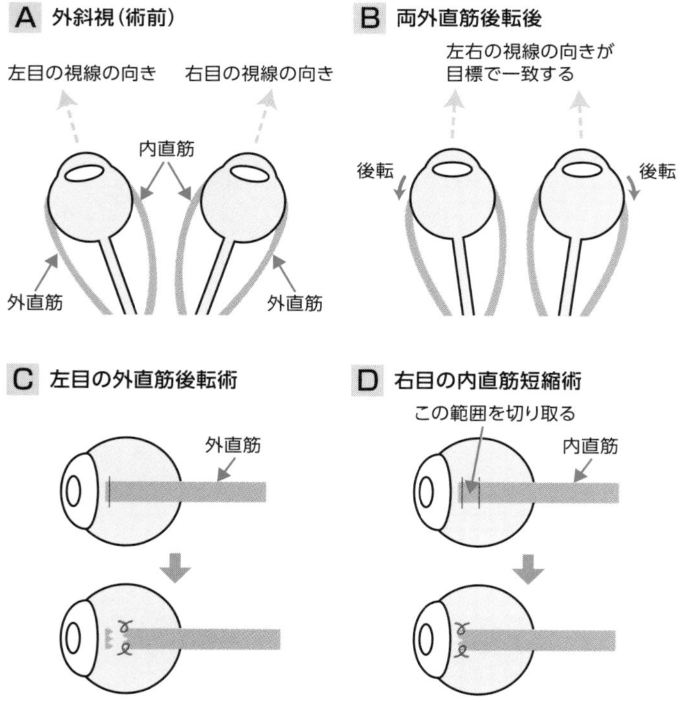

A：外斜視の術前、B：術後、C：外直筋の後転術（左目を左方から見た図）、D: 内直筋の短縮術（右目を左方向から見た図）

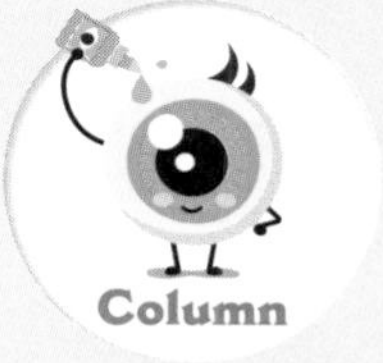

患者さんにも見えている手術の様子

全身麻酔で行うおなかの手術では、患者さんは眠っていて手術の様子はわかりません。しかし局所麻酔で行う目の手術中、患者さんは目覚めています。点眼または結膜下注射（59頁、図2-4-1参照）の麻酔で行う白内障手術では視神経は麻痺しないため、前嚢切開や水晶体核の乳化吸引（111頁、図4-3-1参照）などの場面で目の中で動く手術器具の像は網膜に映り、手術を受けている患者さん自身にも見えます。距離が近いためピントはよく合っていませんが、術後に尋ねると「手術中は、尖がった銀色の物や丸い物がぼんやり見えた」、「目の中に器具が入ってくることがわかった」、「手術器具がキラキラした星のように見えた」などの感想が聞かれます。自分の目が手術されている様子がわかるのは気持ちが悪いと感じるかもしれませんが、多くの高齢の患者さんは平気のようです。

一方、白内障ではなく黄斑円孔の硝子体手術では、局所麻酔薬を注射する針を眼球の後方の視神経の脇まで進めて行う球後麻酔（59頁参照）が一般的です。その場合、多くの患者さんが「手術開始直後はある程度見えていたが、やがて真っ暗で何も見えなくなった」と言います。これは麻酔薬による視神経の麻痺が徐々に進行して、網膜に映る像が脳に伝わらなくなるためです。手術後に尋ねると「開始直後は何をされているかが見えていたが、次第に見えなくなり、白い背景のなかで宇宙空間が広がっているような景色だった。手術の最後の縫合のあたりで再び見えるようになり、手術の様子がよくわかった」のように教えてくれます。

4-10 斜視の治療目的

見た目は異常ですが多くの場合、斜視患者本人の見え方には問題がなく視力も正常です。手術で斜視を治療する必要は果たしてあるのでしょうか?　斜視の治療目的は表4-10-1の3つです。

表 4-10-1　斜視の治療目的

1. 両眼視機能の発達、維持
2. 複視の改善
3. 外見的な改善

1の両眼視機能は、両目を使うことで立体感や奥行きを感じる機能のことです。3D映画で恐竜がスクリーンから飛び出すように見えるのは、両眼視機能のうちの立体視のおかげです(186頁、第6章6-12参照)。子供の頃の斜視を放置すると両眼視機能が発達せず、視力が正常でもトラックの運転に必要な大型二種免許[*135]を取得できません。また、外野フライのボールまでの距離感がつかめず、うまくキャッチできません。眼科医が行う顕微鏡手術でも3D感覚は水晶体後嚢や網膜までの距離を把握するなどの場面で重要です。このような両眼視機能は両目の視線が揃った状

*135 大型トラックでバックするときには、後方の壁までの距離感をつかむ両眼視機能の立体視が必要なためです。

態で子供の時期に発達する機能で、大人になってから斜視手術を受けても手遅れです。多くの斜視で子供のうちに治療を行う理由のひとつになっています。

２の複視は、左右の目の像が左右あるいは上下などにずれるために両目で見ると相手の顔がずれて2つに見える症状です。しかし子供の頃からの左右の視線がずれている多くの斜視患者さんは複視を自覚しません。これは両眼視機能の異常によって起こる「抑制」と呼ばれる一種の適応現象で、両目からの情報を脳が同時には認識しなくなるためです。立体的に見えないというデメリットはありますが、逆に複視という不都合な症状は生じないというプラスの側面もあります。一方、良好な両眼視機能の成人が外転神経麻痺などの病気で突然に内斜視になると、両目で見た世界が左右にダブって見える複視のため両目を開いていられません。このような斜視は麻痺性斜視、あるいは非共同性斜視と呼ばれ、子供に多い共同性斜視とは異なります。状態が安定する半年程度を待っても複視の改善がなければ、少なくとも正面を見た際には複視を生じないように手術で斜視を矯正します。

斜視を治療する3番目の理由は「目つきが悪い」という外見的な問題の改善です。実例を交えてコラムで説明します。

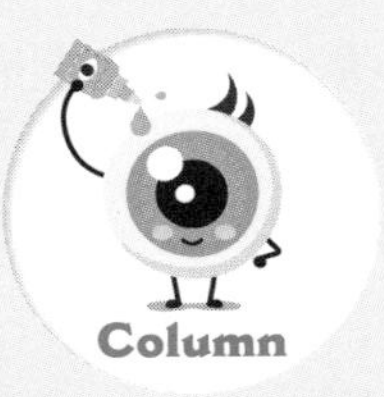

見た目を改善する斜視手術の社会的ニーズ

Kさんは51歳の主婦です。小さい頃から時々左右どちらかの目が外にはずれる間欠性外斜視という病気でしたが放置していました。成人する頃には右目がいつも外にずれている恒常性外斜視となりました。内科の先生に相談したところ「斜視は子供の頃に治療しなければ両眼視機能が回復しないので、大人では手術しないようです」と言われ諦めていました。しかし買い物で外出すると、通り過ぎる人が振り返ったり、知らない主婦たちがこちらを見てひそひそと話したりするのが気になります。そのため外出は控えるようになり、買い物のときはサングラスを掛けて伏し目がちに歩くようになりました。

たまたま結膜炎で眼科にかかったときに、「希望があれば大人でも斜視手術はします」との説明を受けて、大学病院で手術を受けることになりました。2泊3日の入院で右目の外直筋を後転し、内直筋を短縮する1

図 4-10-1　外斜視の術前（左）と術後（右）

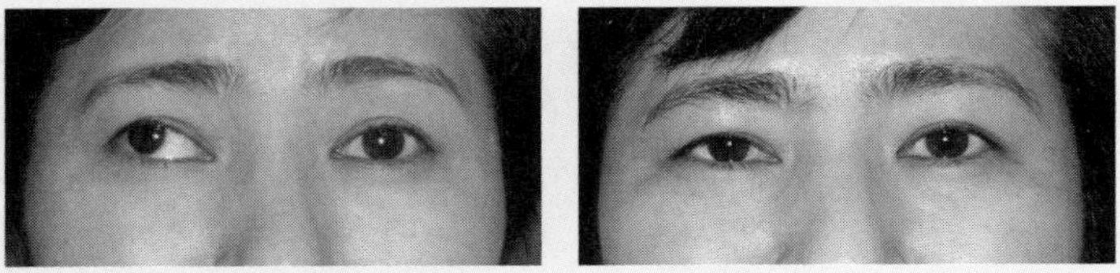

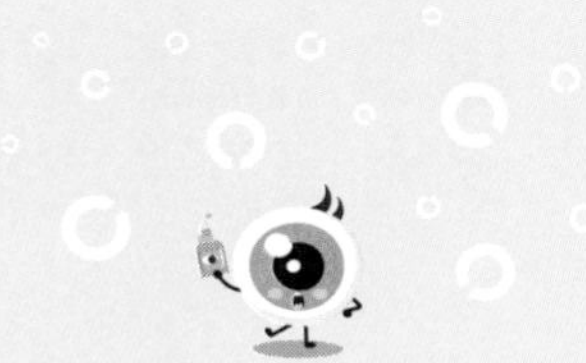

時間弱の局所麻酔の手術で、思ったより簡単に終わりました。手術後、見え方は変化ありませんが、鏡で見た自分の目つきがよくなっていて感激しました（図4-10-1）。退院後は外出が苦にならなくなり、性格も明るくなった気がするととても喜んでいます。

Kさんのように外斜視の目つきの悪さで悩む大人は少なくありません。長い間、「人がどう思おうが関知しない」と強がっていた外斜視の高齢者が、孫に「おじいちゃんの目が怖い」と言われたのがショックで手術を希望されることはよくあります。

大人だけでなく、子供でも目立つ外斜視は友達からからかわれたり、いじめの原因になったりします。Kさんの話の内科医が言うように、すでに両眼視機能が失われていれば、斜視の手術をして外見だけ治しても、物を見る機能にメリットはありません。しかし他人からの見られ方が気になる精神的ストレスやいじめ防止などの観点から、外見的に改善する目的の斜視手術の意義は小さくありません。

4-11 涙目（流涙症）のメカニズムと涙道手術

涙の不足で目の乾燥感を訴える乾き目のドライアイとは逆に、あふれた涙がこぼれてくる涙目の主な原因は鼻涙管閉塞です。下まぶたの皮膚表面に垂れる涙を拭くために、ハンカチが手放せないと訴えて受診する高齢の女性の患者さんは少なくありません。

上まぶたの外側にある涙腺から分泌される涙は結膜嚢に溜まった後、涙道から排出されます。涙に関係するこれらの構造は、まぶたや鼻の皮膚の下に隠れて見えないので、図4-11-1上段の顔の写真に描き入れました。このうち、涙の排出路である涙道は、上下のまぶたの内側の縁に開口する涙点から始まります。結膜嚢の涙はそこから上下の涙小管を通って涙嚢に吸い込まれ、骨の中の細い管である鼻涙管を通って鼻の中（下鼻道）に排出されます（図4-11-1下段左）。鼻涙管の粘膜の炎症などで内腔が塞がる鼻涙管閉塞では、涙嚢に溜まった涙が排出されず、逆流した涙が涙点からまぶたの外にあふれて、涙目の原因になります。

簡便な治療法として鼻涙管ブジー[*136]が外来処置として以前は行われていました。しかし点眼麻酔のみで行う鼻涙管ブジーはとても痛く、うまくいっても粘膜の癒着のために再閉塞することが少なくありませんでした。そこで最近では麻酔[*137]した上で、涙小管を通過できる細さの涙道内視鏡

＊136　ブジーと呼ばれる金属製の細い棒を涙点から差し込み、涙嚢経由で盲目的に鼻涙管に通す手技です。

＊137　涙嚢周囲に局所麻酔薬を注射して痛みをブロックします。

を使い、鼻涙管内部を観察しながらシリコンチューブ[*138]を上下の涙点から下鼻道まで通します（図4-11-1下段右）。チューブが挿入されているおよそ3か月の間に、鼻涙管内面の粘膜が再生して内腔をカバーするので、チューブを抜いた後も再発しにくい利点があります。それでもだめな場合は骨を削ってバイパスを作る手術[*139]を行います（図4-11-1下段右）。

図 4-11-1　涙腺、結膜嚢、涙道と鼻涙管閉塞

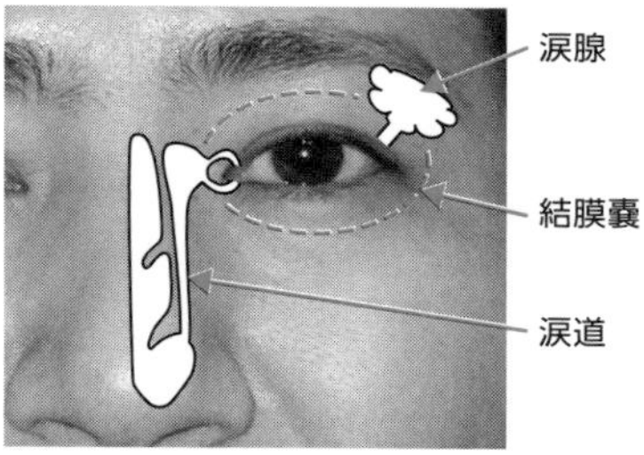

上段は皮膚に隠れた涙腺、結膜嚢、涙道の位置を顔の写真に描き入れたもの。下段左は涙道と鼻腔の模式図に鼻涙管閉塞のようすを描き入れたもの。右は涙管チューブ挿入術と涙嚢鼻腔吻合の部位

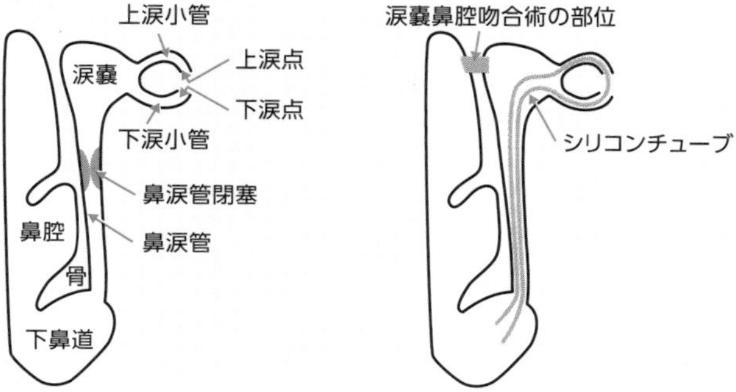

＊138　涙管チューブ挿入術と呼ばれます。

＊139　涙嚢と鼻腔上部の間の骨に穴を開けて、涙嚢と上部鼻腔粘膜をつないで涙を直接鼻腔に流す涙嚢鼻腔吻合術（DCR: DacryoCystoRhinostomy）です。

4-12 眼瞼下垂のメカニズム

眼瞼下垂は上まぶたが下がって視界を遮る状態で、片目のことも両目のこともあります。フラッシュを光らせて写真を撮影すると、反射の白い点が黒目の中心に映ります。その点と上まぶたの下縁との距離[*140]は（図4-12-1上）、正常では3ミリメートル以上ありますが、手術を検討する眼瞼下垂では2ミリメートル以下のことが普通です。

眼瞼下垂は上まぶたを後上方に引き上げる2つの筋肉、すなわち眼瞼挙筋とミュラー筋（瞼板筋）のいずれかの働きが弱まって生じます（図4-12-1下）。眼瞼挙筋は後方では眼球を上転する上直筋と連絡し、前方は瞼板と皮膚につながっています。自分の意思で動かすことのできる随意筋で上直筋とともに動眼神経の信号で収縮します。ミュラー筋[*141]は眼瞼挙筋と眼瞼結膜の間にある不随意筋で交感神経の信号で収縮します。

＊140 MRD (Margin Reflex Distance)と呼ばれます。

＊141 ミュラー筋は下まぶたにもあります。歌舞伎役者が見栄を切るときに大きく目を見開くのは、身体にアドレナリンが満ちあふれ、交感神経が緊張した結果、ミュラー筋が収縮して上下のまぶたの間が広がるためです。

図 4-12-1　眼瞼下垂の程度を評価するMRD（上）と眼瞼下垂にかかわる筋と神経（下）

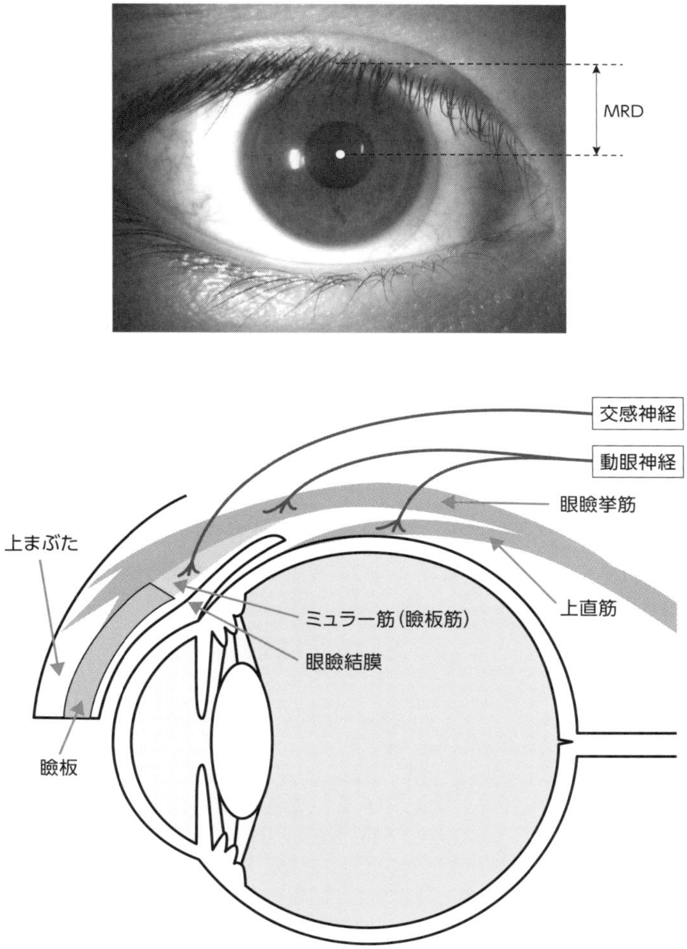

4-13 眼瞼下垂の原因と治療

2つの筋肉（眼瞼挙筋とミュラー筋）と2つの神経（動眼神経と交感神経）のいずれに障害があっても眼瞼下垂は起こります。神経が関係する場合、命にかかわるもの[＊142]も含まれます。眼科以外の診療科で診てもらう必要がある眼瞼下垂の原因の主なものを表4-13-1に挙げました。

一方、手術の対象となる眼瞼下垂には先天眼瞼下垂と腱膜性眼瞼下垂[＊143]があります。偽眼瞼下垂[＊144]と呼ばれる類縁疾患とともに表4-13-2にまとめました。

先天眼瞼下垂（図4-13-1最上段）のうち、高度のものは第6章で取り上げる弱視の原因になるので、生後早期に手術[＊145]を検討します。先天眼瞼下垂は次の腱膜性と異なり、眼瞼挙筋の伸び縮み[＊146]が悪いことが原因です。前頭筋を瞼板につないで眼瞼挙筋の代わりに開瞼させる吊り上げ術が一般的です。

＊142 脳動脈瘤破裂によるクモ膜下出血や糖尿病による全身の血管障害など。ホルネル症候群は交感神経走行部位近傍の悪性腫瘍で発症することがあります。

＊143 筋肉が骨に付着する部分は線維性の腱と呼ばれますが、眼瞼挙筋が瞼板に付着する部位は膜状に拡がっているので腱膜と呼ばれます。腱膜性眼瞼下垂では眼瞼挙筋の筋自体には異常がなく、腱膜部分の問題で眼瞼下垂を生じます。

＊144 上まぶたを引き上げる筋肉や神経には異常がないものの、まぶたが開きにくくなる状態。

＊145 ただし瞳孔が見える程度のものであれば、弱視の心配は少なく、小学校入学前くらいまで待って手術を行います。

＊146 線維化によって筋の伸縮性が低下しています。

表 4-13-1　眼科以外の診療科が関係する眼瞼下垂の原因、検査、治療

病名	原因	検査	治療
脳動脈瘤	動眼神経の圧迫	MRI 検査	脳外科手術
糖尿病	動眼神経の虚血	血糖検査など	内科治療、経過観察＊147
ホルネル症候群	交感神経麻痺	瞳孔径の検査	原因精査＊148
重症筋無力症	筋肉と神経の連絡（シナプス）の障害	テンシロンテスト	抗コリンエステラーゼ剤、ステロイド、胸腺摘出
外眼筋ミオパチー	ミトコンドリア遺伝子異常による筋委縮	遺伝子検査など	なし

表 4-13-2　眼科で対応する眼瞼下垂と偽眼瞼下垂（＊）の原因、検査、治療

病名	原因	検査	治療
先天眼瞼下垂	眼瞼挙筋の伸縮性低下	挙筋機能検査	吊り上げ術など
腱膜性眼瞼下垂	眼瞼挙筋腱膜のゆるみや離断（加齢、ハードコンタクトレンズ、眼科手術）	挙筋機能検査	挙筋短縮術など
＊眼瞼皮膚弛緩症	加齢によるまぶたの皮膚のたるみ	MRD	皮膚切除術
＊眉毛下垂	顔面神経麻痺による表情筋の麻痺	眉毛の位置の評価	リフト手術
＊眼瞼けいれん	原因は不明	瞬目《しゅんもく》テスト	ボツリヌス療法など

＊147　糖尿病による動眼神経麻痺は２～３か月で自然に回復することが多い。

＊148　ホルネル症候群を起こす交感神経は長い距離を走行します。肺癌が原因でホルネル症候群を起こすこともあるので、原因の検索が重要です。

腱膜性眼瞼下垂は眼瞼挙筋の伸縮性に問題はありませんが、その腱膜がゆるんだり瞼板からはずれたりするため上まぶたが下がります。その主な原因は加齢[*149]（図4-13-1、2段目）です。手術は皮膚を切開して眼瞼挙筋の腱膜を出して瞼板に縫い付ける挙筋短縮術などが行われます。

偽眼瞼下垂のうち、眼瞼皮膚弛緩症は上まぶたの皮膚がたるんで垂れ下がってくるものです。図4-13-1、3段目の矢印で示す右上まぶた下縁の位置は正常（MRDは3ミリメートル）ですが、その外側ではたるんだ皮膚が下方に垂れ下がり、黒目が隠れています。治療は皮膚を縫い縮める皮膚切除術で、写真の左目は術後の状態です。

眉毛下垂は顔面神経麻痺が原因で生じることが多く、上まぶたからまゆ毛にかけての広い範囲の皮膚がずり落ちてくるものです。図4-13-1最下段の顔の右半分では、点線で示す左よりも右の眉毛が大きく下垂しています。皮膚をリフトする形成外科的な手術で対応します。

そのほか、まばたきのコントロールができにくいために目が開きにくくなる眼瞼けいれんも眼瞼下垂に似ていますが、こちらはボツリヌス毒素[*150]の眼輪筋への注射が効果的です。

＊149　そのほか長期にハードコンタクトレンズを使用していた目や、緑内障など目の手術の合併症として見られることもあります。

＊150　筋を一時的に麻痺させる薬剤を眼輪筋に注射することで、数か月間、筋の過剰収縮が抑制できます。

図 4-13-1　手術対象になる眼瞼下垂と偽眼瞼下垂

●左目の先天眼瞼下垂

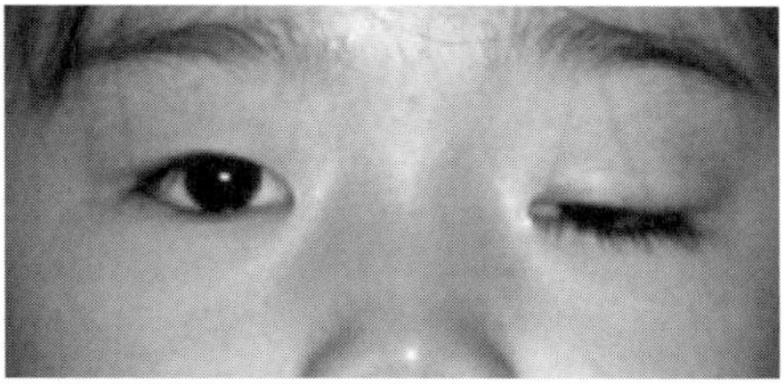

●両目の加齢性眼瞼下垂

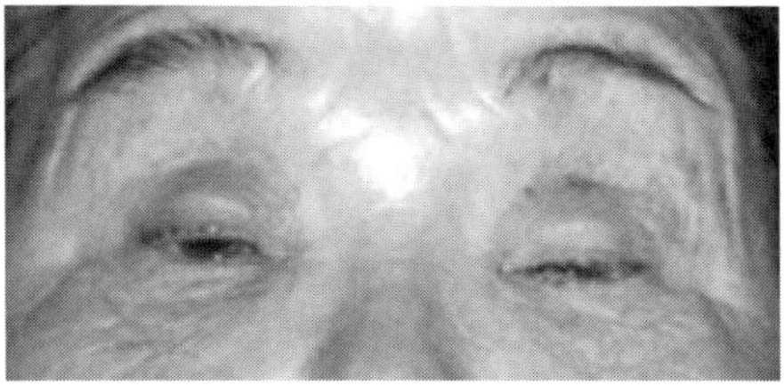

●右目の眼瞼皮膚弛緩症
（左目は手術後）

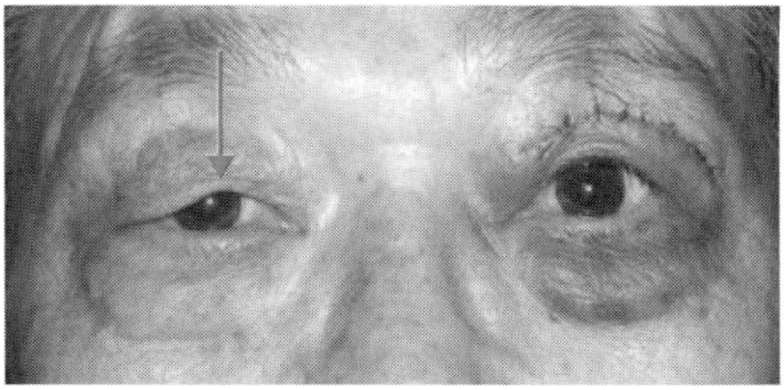

●右目の眉毛下垂

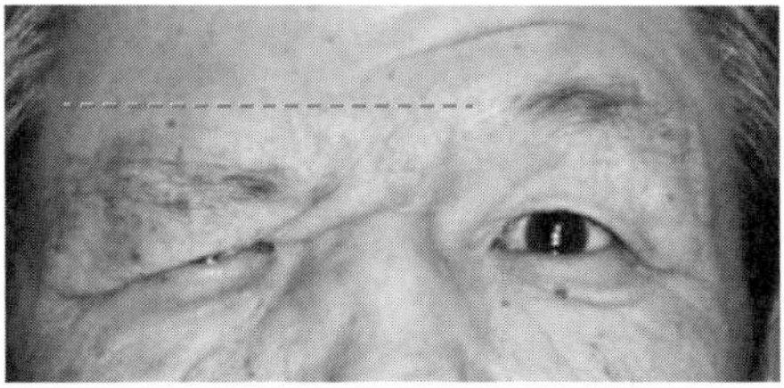

4-14　逆さまつ毛とその手術

下まぶたの内部にある瞼板（15頁、図1-2-1参照）は下眼瞼牽引筋腱膜（LER[*151]）と呼ばれる線維組織で後方に引っ張られています**[21]**。またこの腱膜から皮膚穿通枝と呼ばれる線維が瞼板の前面の皮膚につながっています。そのため下のまぶたの縁から生えるまつ毛（睫毛）は、通常は角膜から離れる方向に向かって生えて（図4-14-1左）、目の中[*152]にゴミが入るのを防いでいます。

一方、逆さまつ毛と呼ばれる状態ではまつ毛の先端が内側に向かい角膜を突っつくため（図4-14-1中）、角膜表面が傷ついて目の痛みや異物感、涙があふれる流涙などの症状を生じます。

逆さまつ毛は、まつ毛、皮膚、瞼板のうちのどこに異常が存在するかによって、病名、原因、患者年齢、治療法が異なります（表4-14-1）。

このうち睫毛乱生《しょうもうらんせい》は、一部が内側に向かって生えるまつ毛自体の問題[*153]で、その治療は第5章5-1（142頁）で説明します。

先天睫毛内反は子供に見られる逆さまつ毛です。前述のLERの皮膚穿通枝が生まれつき未発達で皮下組織がたるむため、そこから生えるまつ毛が内側に回転して逆さまつ毛を生じます（図4-14-1中）**[22]**。

＊151　Lower Eyelid Retractorの略です。

＊152　ここでいう「目の中」とは眼球内部ではなく、まぶたの内側で眼球の外の結膜嚢の中を指します。

＊153　まつ毛の根元である睫毛根部の眼瞼の炎症などによって、まつ毛の生える方向が変化することが原因です。

図 4-14-1　下眼瞼のまつ毛周囲の構造と先天睫毛内反による逆さまつ毛および手術法（通糸法）

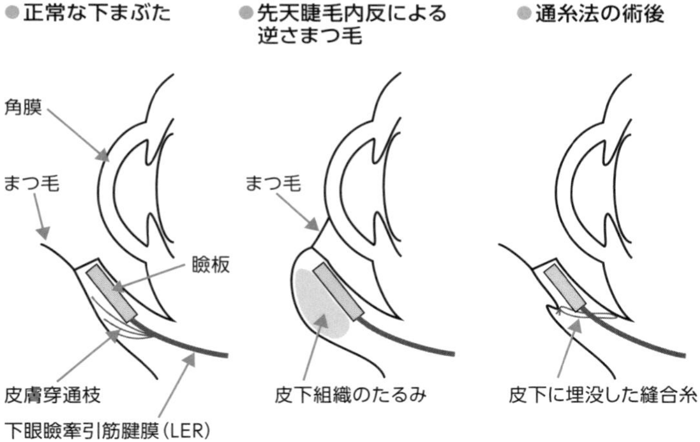

表 4-14-1　逆さまつ毛の種類

病名	異常の部位	原因	患者年齢	治療法
睫毛乱生	まつ毛	まぶたの炎症	高齢者	睫毛抜去 睫毛根破壊 睫毛根切除
先天睫毛内反	皮膚	未発達なLERの皮膚穿通枝	小児	通糸法（スネレン法） 皮膚切開法（ホッツ法）
退行性眼瞼内反	瞼板	加齢によるLERの離断	高齢者	下眼瞼牽引筋腱膜（LER）縫着術

治療には一般にスネレン法と呼ばれる通糸法[*154]とホッツ法と呼ばれる皮膚切開法があります。

前者では皮膚穿通枝の代わりになるナイロンの糸が皮下に埋まるように縫って締めることで皮膚の緊張を回復します（図4-14-1右）。後者は皮膚を切開後、皮下組織を一部切除して皮膚が緊張するように縫う手術です。

一方、退行性眼瞼内反は加齢が原因で高齢者に多く見られます。老化によってLERが瞼板からはずれるため瞼板が後方に牽引されず、まぶた全体が回転して内側に倒れ込んで逆さまつ毛を生じます。皮膚を切開してLERを見つけ、これを瞼板に縫い付ける手術が行われます。

＊154 皮膚の切開を行わない手軽な手術ですが、傷による癒着ができないため何年か後に再発しやすいことが欠点です。なお通糸法は上まぶたに行うと皮膚の表面に二重瞼（ふたえまぶた）の溝ができるので、美容外科の手術としても行われています。

第5章

目の処置と外来小手術

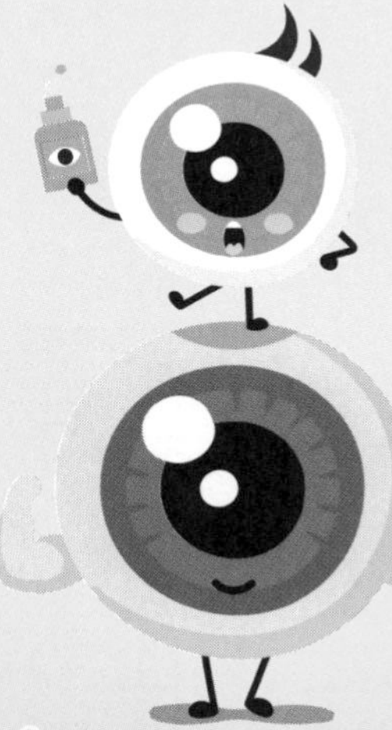

5-1 逆さまつ毛の処置：睫毛抜去

第4章4-14（138頁）で解説した逆さまつ毛のうち、睫毛乱生《しょうもうらんせい》はまつ毛が生える土台のまぶた自体には問題がないので、まぶたに対する手術は通常行いません。代わりに角膜に接触する異常なまつ毛だけを引き抜く睫毛抜去《しょうもうばっきょ》という処置がよく行われます。図5-1-1の実線矢印のまつ毛は外に向かっているのでそのままにして、点線矢印で示す内側に向かって角膜に当たるまつ毛だけを、市販の毛抜きに似た睫毛鑷子《しょうもうせっし》と呼ばれるピンセットでつまんで引き抜きます。

ただし、まつ毛は一度抜いてもその根は残っています。1か月ほどすると同じところから再び伸びてきて、痛みや異物感が再発します。まつ毛を抜いてもらうために、眼科医院に毎月通う高齢の患者さんは少なくありません。再び生えてくるまつ毛の永久脱毛法としての電気分解やレーザー治療もありますが、効果は確実ではありません。

図 5-1-1　睫毛乱生

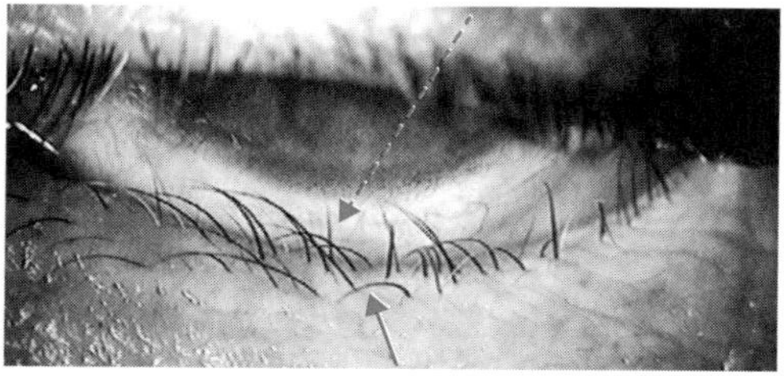

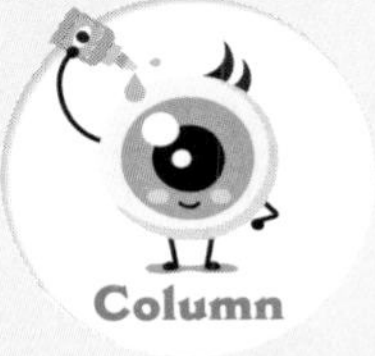

目洗い医者

筆者が眼科医になった1970年代以前には、抗菌点眼薬のレパートリーは貧弱であまり効きませんでした。そのため大量の目やにを訴える細菌性結膜炎の患者さんで外来は混雑していました。患者さんの下まぶたを引き下げて、目やににまみれた結膜嚢を生理食塩水で洗う洗眼治療（すなわち「目洗い」）が眼科医の主な仕事だったため、当時の眼科医は「目洗い医者」という悪口で呼ばれました。洗眼自体は今でも行うことがありますが、消石灰（水酸化カルシウム）や毛染め液など、角膜への毒性が強いアルカリ性の液体が目に入った場合などに限られます。放置すれば角膜や眼球内部の構造が溶けるアルカリ火傷で失明するので、大量の生理食塩水で十分に洗う必要があります。しかし細菌性結膜炎の患者さんに昔ながらの洗眼をする眼科医は、今はほとんどいません。

洗眼やマイボーム腺梗塞に対する温罨法《おんあんぽう》（148頁参照）は、眼処置と呼ばれます。それ以外にも逆さまつ毛を抜き取る睫毛抜去や、まぶたの間から入り込んだ結膜の異物を取り除く処置、および眼科専用の手術室を備えていない小規模の眼科診療所で行う目の小手術はたくさんあります。

第５章ではそのような眼科診療所レベルでのポピュラーな治療を取り上げています。

5-2 ものもらいと霰粒腫

まぶたが腫れてくる病気には、痛みを伴って赤く腫れる急性発症の麦《ばく》粒腫《りゅうしゅ》（ものもらい）と、痛みはなくまぶたの中のしこりが徐々に大きくなってくる霰粒腫《さんりゅうしゅ》があり、見た目はよく似ています（図5-2-1）。

麦粒腫は、汗や油を分泌するまぶたの皮膚の汗腺や脂腺に細菌が感染して起こる急性化膿性炎症で、痛みを伴います。一方霰粒腫は、まぶたのマイボーム腺*155（15頁、図1-2-1参照）から漏れてきた油を異物と認識して、白血球が攻撃をする慢性で非感染性の肉芽腫性炎症です。そのため赤くなることはありますが、通常、痛みはありません。両者の違いを比較すると表5-2-1のようになります。

使える抗菌薬のレパートリーが貧弱だった昭和30年代以前は、麦粒腫に対して皮膚を切ってうみを排出する麦粒腫切開術*156がよく行われました。現在は通常、内服や点眼の抗菌薬治療でよく治ります。

一方、感染ではない慢性炎症の霰粒腫では、原因となっているマイボーム腺由来の油を取り除く霰粒腫摘出術が根本治療になります。外来のベッドで局所麻酔の注射をした上で、霰粒腫のふくらみのあるまぶたの皮膚表面、あるいは裏側の眼瞼結膜をメスで切開して、中の油を鋭匙《えいひ》(curette)という小さなスプーン状の器具できれいに取り除きます。ただし、小さい霰粒腫は自然に吸収されることも多いので経過観察のみとします。またステロイドの軟膏や皮下注射で小さくする治療も行われます。

図 5-2-1　麦粒腫（左）と霰粒腫（右）

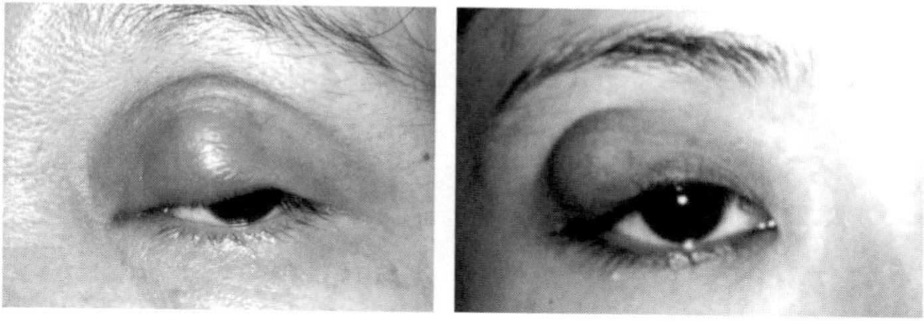

表 5-2-1　麦粒腫と霰粒腫

	麦粒腫	霰粒腫
痛み	あり	なし
原因	汗腺、脂腺の細菌感染	瞼板のマイボーム腺由来の油に対する 生体の異物反応
病態	急性化膿性炎症	慢性肉芽腫性炎症
治療	抗菌薬の内服、点眼	経過観察 ステロイド軟膏、皮下注射 霰粒腫摘出術

＊155　マイボーム腺は、上下のまぶたの中にある硬い瞼板の中を縦に走る細長い分泌腺です。涙の表面の油膜の成分を分泌しています。

＊156　マイボーム腺に生じる内麦粒腫では、今でも注射針で切開排膿します。

Column

霰粒腫に間違われる まぶたの癌

霰粒腫は手術しても再発することがあります。しかし高齢者で再発を繰り返す場合は霰粒腫ではなく、命にかかわるまぶたの癌のことがあるので注意が必要です。

Ｍさんは73歳の男性です。近くの眼科医院で左の上まぶたにできたしこりを霰粒腫と診断され、霰粒腫摘出術を受けました。その後再発して数軒の眼科医院で合計６回霰粒腫摘出術を受けましたが、よくならず大学病院の眼科を紹介されました。大学の担当医は霰粒腫ではなく癌の可能性を疑い、外来で局所麻酔にてしこりの中央をくさび型に少し深めに切り取り病理検査[*157]に出しました。１週間後に返ってきた報告書で脂腺癌[*158]と診断されました。

Ｍさんはその後、同じ病院の形成外科を紹介されて、入院の上、全身麻酔下で脂腺癌の切除術を受けました。癌は取り残すと再発や転移を起こすので、しこりの両サイドそれぞれ５ミリメートルの正常に見える部分も含めて切り取り、なくなった上まぶたの３分の２の範囲を下まぶたの一部を使って再建するという大がかりな手術になりました。その後、５年間にわたって経過観察しましたが、再発なく元気に過ごされています。

霰粒腫はまぶたの瞼板の中のマイボーム腺の分泌物である油脂が原

＊157　病理検査はからだの組織の一部を切り取って、顕微鏡で見る検査です。

＊158　マイボーム腺など、脂肪を分泌する脂腺から発生する癌。

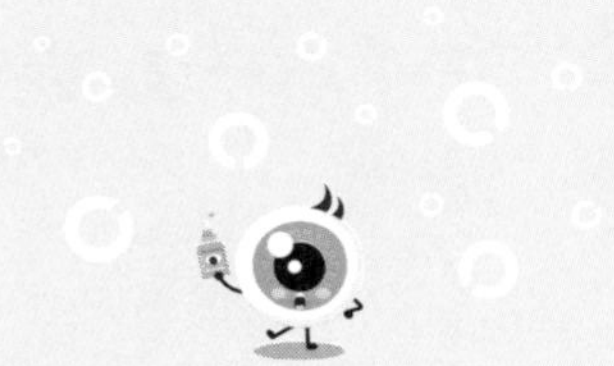

因で起こる炎症です。一方、脂腺癌はその油脂を分泌するマイボーム腺の細胞が癌化したもので、両者の外見は似ていて、見ただけでは区別できないことがあります。小さいうちに正しく診断して切除できればMさんのような大手術にならずに済みます。またMさんは何回もの手術の後に治りましたが、霰粒腫だと誤診されて摘出術を繰り返す間にリンパ節転移を起こして全身に広がり死に至ることもあります。最初あるいは2~3度目に手術を行った眼科医が、脂腺癌の可能性を念頭に置いて、病理検査をオーダーしておくべきだったと思われます。

5-3 マイボーム腺梗塞と処置

麦粒腫や霰粒腫とよく間違われる病気にマイボーム腺梗塞があります。

涙の表面を覆う油膜（33頁、図1-9-2参照）の油は涙を角膜上に広げやすくするとともに、涙の蒸発を防いでいます。その油はまぶたの瞼板に埋まっている20～40本ほどの細長いマイボーム腺（15頁、図1-2-1参照）で作られています。まぶたの縁のまつ毛の生えぎわにはマイボーム腺の開口部があり、細隙灯顕微鏡で観察すると盛り上がった油滴が見えることがあります。

マイボーム腺梗塞は固まった油や角化物、細菌などでマイボーム腺の導管が詰まった状態で、まぶたの縁に白い砂粒のような塊として見えます（図5-3-1）[23]。異物感を訴える場合は、詰まっている固まった油の塊を注射針の先でほじり出すマイボーム線梗塞摘出術[*159]を外来で行います。予防にはまぶたを温める温罨法《おんあんぽう》[*160]（図5-3-2）が効果的です。

＊159　マイボーム腺に細菌が感染する内麦粒腫とマイボーム腺梗塞の境界はあいまいで、マイボーム線梗塞摘出術を麦粒腫切開術とされることもあります。

＊160　まぶたを温めることで、マイボーム腺から分泌される油が固まるのを防止します。温めた濡れタオルは水分が蒸発する際の気化熱でまぶたを冷やすので、ビニール袋で包んで使用します。「あずきのチカラ」などの市販品も効果的です。

図 5-3-1　マイボーム腺梗塞

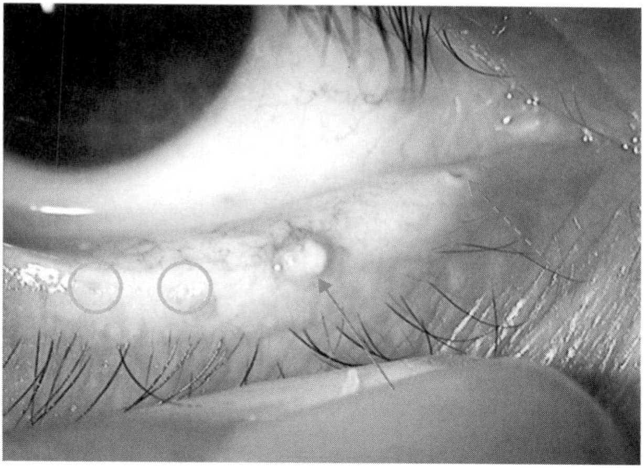

右の下まぶたの写真で、丸で囲った中央にはマイボーム腺の開口部があり、実線の矢印はマイボーム腺梗塞による白色の塊。ちなみに点線矢印は下涙点で、涙が涙嚢に流れていく涙小管の入り口

図 5-3-2　温罨法

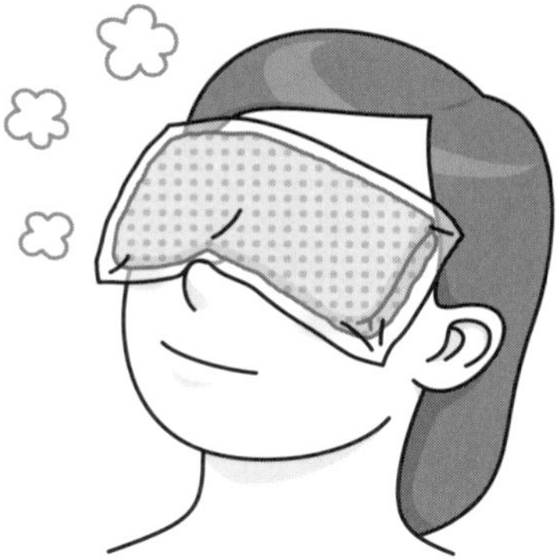

5-4 結膜異物と処置

強膜の表面を覆う眼球結膜は、上下のまぶたの裏をカバーする眼瞼結膜とつながり、結膜嚢という袋を形成します（15頁、図1-2-1参照）。結膜嚢には抜けたまつ毛やゴミ、あるいは折れ曲がったソフトコンタクトレンズなどが入り込みやすく、ゴロゴロする目の異物感の原因になります。

図5-4-1上は左目の充血と異物感で受診した患者さんの目です。上まぶたを持ち上げて下方を見てもらうと、上方の眼球結膜が充血していました。上まぶたをひっくり返すと目やにが付着した異物が見え（図5-4-1中）、細い種子のさやのようなものが出てきました（図5-4-1下）。このように入り込んだ異物を取り出す目の処置を結膜異物除去と呼びます。

異物を取り出すまでの間は、眼瞼結膜と角膜との間に挟まれた異物がまばたきするたびに角膜表面をこするので、点状表層角膜症（角膜上皮びらん）（31頁、第1章1-9参照）を生じていることがあります。そのような場合は角膜上皮が再生するまでの間の感染予防目的で、抗菌点眼薬が処方されます。

図 5-4-1　結膜異物除去

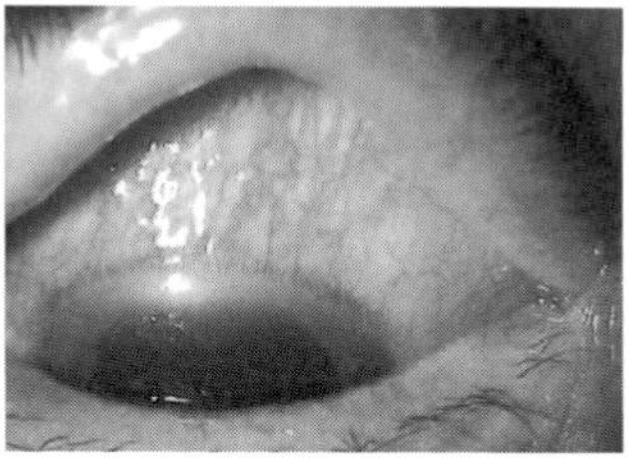

上まぶたを持ち上げると上方の眼球結膜が充血していた

異物

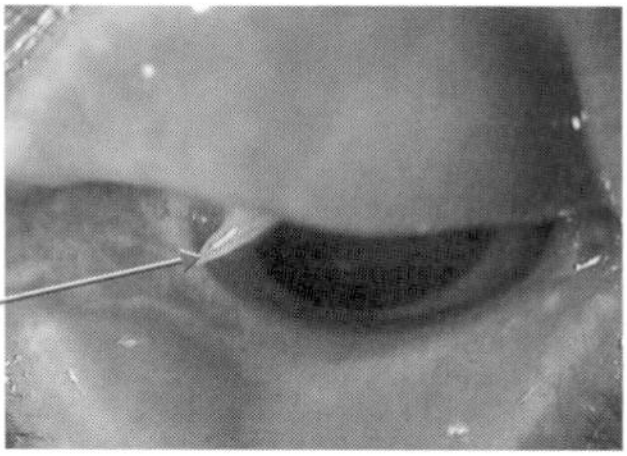

上まぶたをひっくり返すと、異物の先端が見えた

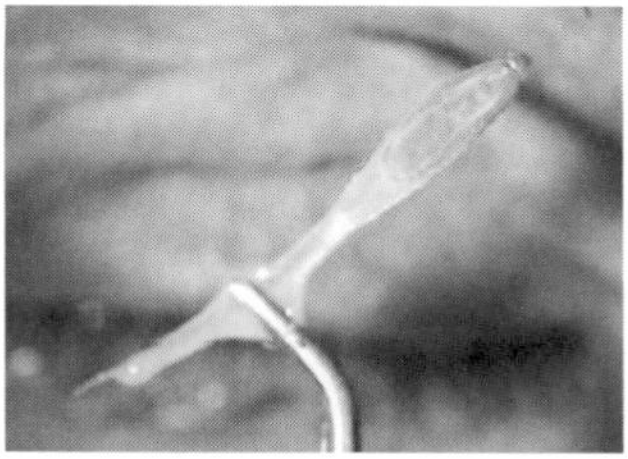

鑷子（ピンセットのこと）で異物を取り出したところ、細い種子のさやだった

5-5 目にもできる結膜結石

胆嚢や胆管に石ができる胆石症や、腎臓にできた石が流れてきて尿管に詰まる尿管結石では、激痛で救急外来を受診することがあります。そこまで激痛ではありませんが同様に目の痛みや異物感を訴えて眼科を受診する患者さんのなかには、結膜結石が原因のことがあります。

結膜結石はまぶたの裏の眼瞼結膜にできることが多く、白い砂粒のように見えます。結膜の下に埋もれている間は無症状ですが、大きくなると結膜を破って表面に飛び出します。図5-5-1下は上まぶたをひっくり返した写真ですが、まぶたを戻すと上段の模式図のように角膜に面して突き出た結膜結石がまばたきの度に角膜をひっかくので、痛みや異物感の原因になります。露出した結石をピンセットでつまんで取り除けば症状はおさまります。

結膜結石は体質によると考えられ、残念ながら、再発を予防する治療は今のところありません。しばらくして結膜の下に埋もれていた結石が露出すると症状が再発するので、結石の除去を繰り返します。

図 5-5-1　結膜結石

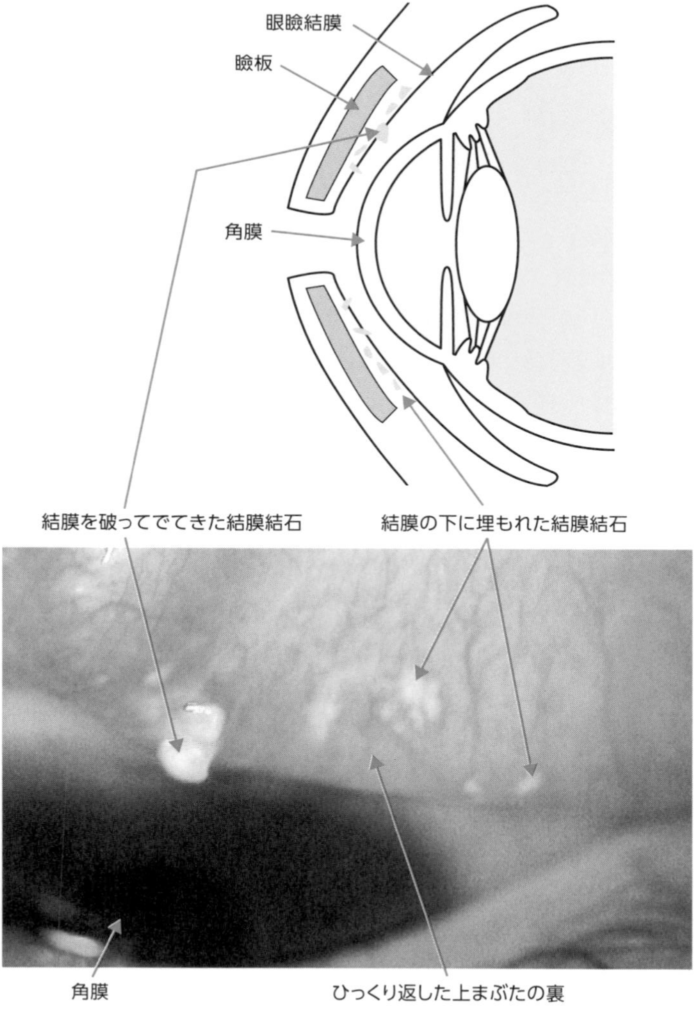
眼瞼結膜
瞼板
角膜
結膜を破ってでてきた結膜結石
結膜の下に埋もれた結膜結石
角膜
ひっくり返した上まぶたの裏

5-6 角膜鉄片異物と処置

町工場などで金属を削る職人さんが、片目の充血と異物感を訴えて眼科を受診することはよくあります。角膜表面に突き刺さる鉄の破片が細隙灯顕微鏡で観察されると、角膜鉄片異物と診断されます。鉄片が飛入してから少し時間が経過すると、周囲の角膜に茶色の鉄さびが広がり、角膜鉄さび症になります。角膜に浸み込んだ鉄さびには細胞毒性があって角膜実質を溶かすため、鉄片を除去するだけでなく、周囲のさびを削り取る必要があります。

図5-6-1Aは右目の角膜鉄片異物の全体像です。拡大すると埋もれた鉄の破片が角膜表面から飛び出ているのがわかります（図5-6-1B）。図5-6-1Cは注射針で鉄の破片を掘り出すところです。鉄片を取り除くと、跡に茶色いリング状の鉄さびが残っています（図5-6-1D）。

このさびは先端の丸いやすり部分が電池駆動のモーターで回転するハンドモータードリルで削り取ることができます（図5-6-1E）。図5-6-1Fはハンドモータードリルの外観で、点線矢印のボタンを抑えるとふくらんだ先端のドリル部分が回転します。さびを削った跡はでこぼこして見えますが（図5-6-1E）、感染予防の抗菌点眼薬を処方して1週間後に再診してもらうと、通常、角膜上皮がきれいにカバーして治癒しています。

図 5-6-1　角膜鉄片異物除去術とハンドモータードリル

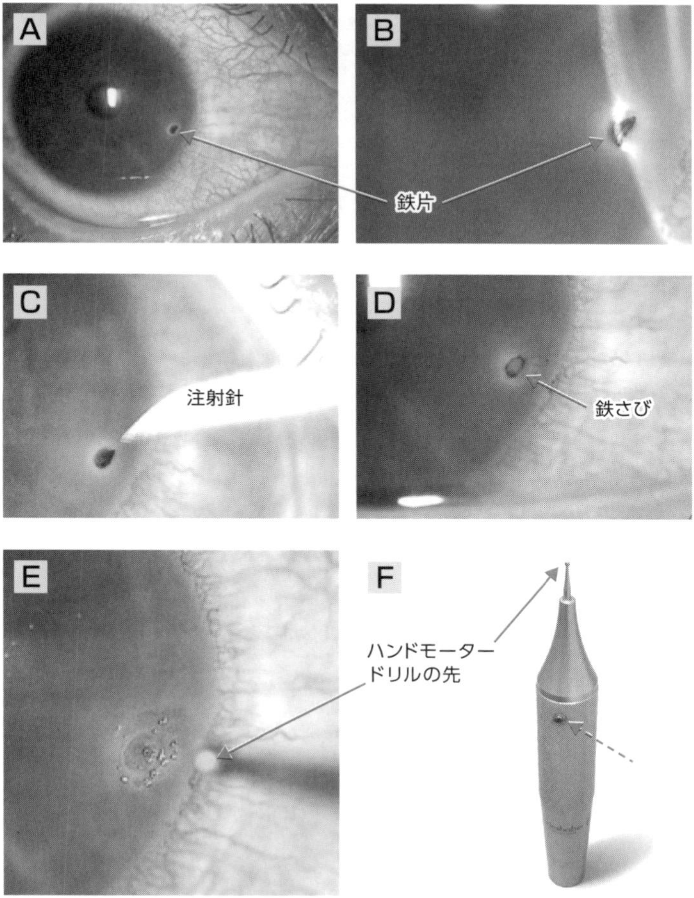

5-7 重症ドライアイに対する処置：涙点プラグ

ドライアイの治療の基本は人工涙液の点眼です。しかし点眼だけでは角膜の状態がよくならない重症の涙液分泌減少型ドライアイ（32頁参照）の場合は、涙点プラグ挿入術が行われます。

涙には角膜に必要なさまざまな成分が含まれていますが、人工涙液の点眼ではそのような成分を補うことができません。そこで分泌される涙の量が極端に少ない目では、貴重な自前の涙を最大限に角膜表面で使ってもらうために、上下の涙点を塞いで、涙が涙嚢に排出されないようにします。

図5-7-1に涙点プラグの断面の形を示しています。プラグの上端のつば以外の部分を涙小管に差し込みます。図の写真の上涙点には涙点プラグが挿入されています。通常上だけでなく下涙点にも挿入しますが、この症例ではたまたま撮影した時点で下涙点のプラグがはずれていたので、点線矢印で示すように下涙点が見えています。涙点の直径は個人差があるので、患者さんの涙点のサイズを計測して、大きさの合うプラグを専用のペンシル型のアプリケーターで挿入します。

図 5-7-1　**涙点プラグ**

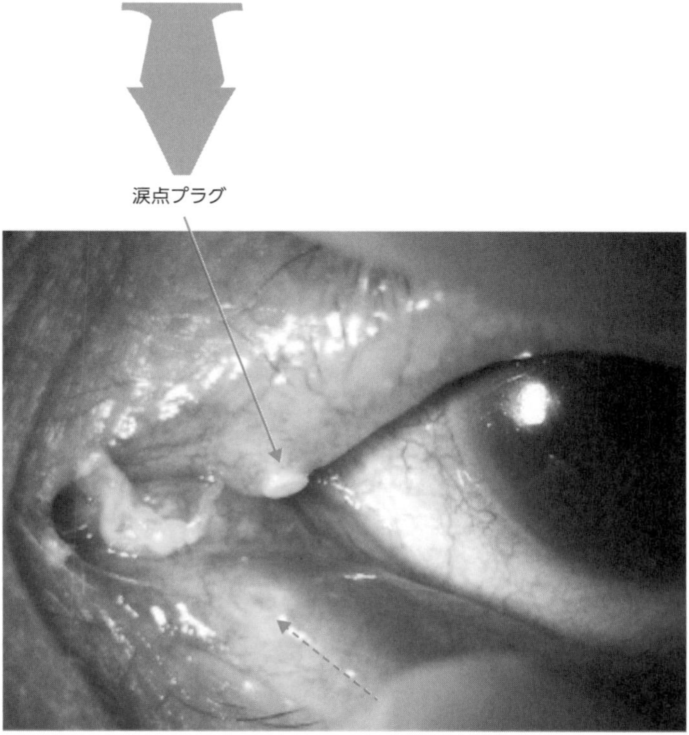

5-8 先天鼻涙管閉塞のメカニズムと治療

生後から、赤ちゃんの片目または両目に涙が溜まりこぼれてくることがあります。これは先天鼻涙管閉塞で、高齢者の鼻涙管閉塞（130頁、第4章4-11参照）と同様に、涙嚢に溜まった涙が排出されない状態です。細菌感染を起こして多量のうみがあふれる新生児涙嚢炎を合併することもあります**[24]**。

原因は鼻涙管（131頁、図4-11-1参照）の鼻への出口にある膜[*161]が閉じたまま生まれるためです。膜は通常、生後6か月までに自然に開くので、目やにに対する点眼や涙嚢部の圧迫などを指示され経過観察となります。

問題は生後6か月を過ぎても涙目がおさまらない場合で、6～11か月の時期に患児を押さえつけて盲目的に行う鼻涙管ブジー[*162]で膜を突き破るか、さらに1歳過ぎまで経過観察して、治癒の見られない場合に全身麻酔下で涙道内視鏡で鼻涙管内部を確認しながらブジーを行う方針に分かれます**[25]**。

前者は簡便ですが手技には熟練が必要です。後者は涙道治療の専門家がいる総合病院でないと治療が受けられないという制限があります。

＊161　ハスナー弁といいます。

＊162　細くて硬い針金をブジーと呼び、これを上下いずれかの涙点から涙小管、涙嚢を経て鼻涙管に通す処置を鼻涙管ブジー法と呼びます。

第6章

メガネと訓練、経過観察

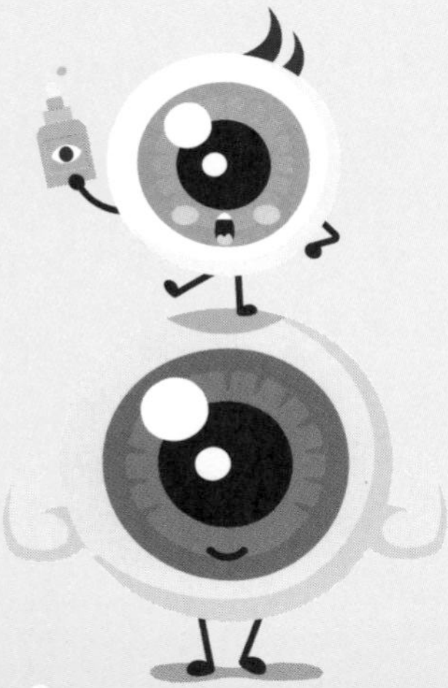

6-1 メガネの処方箋

第６章ではメガネ処方と訓練、および治療法のない進行性の病気での経過観察法について解説します。薬や手術などの治療ではありませんが、視力の矯正に欠かせないメガネの処方は、眼科医の重要な仕事のひとつです。

メガネは、その人の目に合った度数のレンズをメガネ枠にはめ込んで出来上がります。ただし出来上がったメガネを眼科の診療所で購入できるわけではありません。診療所で行うのは患者さんの左右の目に合う最適のレンズ度数を決めて、その結果を眼鏡《がんきょう》処方箋に記載するところまでです（図6-1-1）。患者さんはこれを持って眼鏡店に行き、記載された通りにメガネを作成してもらいます。

眼鏡処方箋には両目のメガネレンズの度数、左右のレンズ中心までの距離（図中のPD）、用途（遠用か近用か）、単焦点レンズか累進屈折力レンズ[*163]か、などの内容が記載されています。

＊163　境目のない遠近両用メガネのこと、累進多焦点レンズとも呼ばれます。

図 6-1-1　眼鏡処方箋

処方箋（眼鏡）

発行日：2019 年 12 月 15 日

氏名：　○川○子 殿　性別（女）　（82 歳）

遠用

	球面 (D)	円柱 (D)	円柱軸（度）	プリズム	PD(mm)
右	+1.50	−1.00	70		32
左	+2.50	−1.00	100		33

近用

	球面 (D)	円柱 (D)	円柱軸（度）	プリズム	PD(mm)
右	+4.50	−1.00	70		30
左	+5.50	−1.00	100		31

摘要欄：　遠用、近用ともに単焦点レンズ

本処方箋の有効期間：　30 日

医師氏名　　○山○男

医療機関名　○○　眼科医院

6-2 視覚の質改善メガネと治療用メガネ

眼科医がメガネを処方する目的は２つです。

1 QOV改善のメガネ

QOV[*164]は医療でよく使われる生活の質（QOL: quality of life）に対応する眼科特有の概念で、失明予防に次ぐ眼科医療の目標のひとつです。QOV改善のメガネとしては以下の２つが主なものです。

① 授業や運転時の見え方を改善する遠用メガネ
② 高齢者の近方視を改善する近用メガネや遠近両用メガネ

①は、主に近視や乱視を矯正して、「学童が学校で黒板の字を無理なく読める」、「運転中に遠くの標識を正しく認識する」、「TVや映画で字幕を読める」などの場面でのQOV改善が対象です。

②は、新聞やスマホなどの文字が読みにくくなる老視の高齢者が対象です。いずれの場合でもよく見えるだけでなく、掛けていて疲れないことがメガネ処方の重要なポイントです。特に近視に対する遠用メガネが強すぎる過矯正メガネは、眼精疲労を生じる危険性が高くなります（172頁のコラム「過矯正メガネによる眼精疲労」参照）。メガネを新調して目が

＊164 QOV (Quality Of Vision) は「視覚の質」と訳され、QOVの改善は快適な社会生活を送るための視力や視野など視覚機能を改善することです。

疲れたり、目や頭が痛くなったりする場合は、メガネレンズの度数が適正かどうか、眼科診療所でチェックしてもらいましょう。

2 治療目的のメガネ

メガネ処方のもうひとつの目的は、メガネによる目の病気の治療です。主な病気として調節性内斜視と不同視弱視があり、それぞれこの章の後半で解説します。

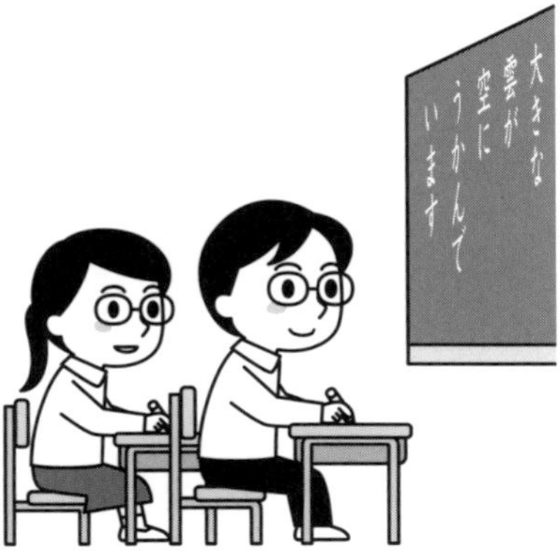

6-3 調節と輻湊の仕組み

老視と眼精疲労には、調節と輻湊《ふくそう》がかかわっています。

調節とはピントを合わせるために水晶体の厚みを増す無意識の反応です。正面から見た水晶体のまわりはリング状の毛様体が取り囲んでいて、その内部には桶のたがのように毛様体筋が一周しています。毛様体には糸のような多数のチン小帯がつながり、水晶体嚢を引っ張って水晶体を薄くしています。近くを見る際には副交感神経の働きで毛様体筋が収縮し、たがの直径が縮まることでチン小帯がゆるみます。すると弾力性に富む水晶体は厚くなり近くにピントが合います（図6-3-1）。この一連の反応が調節で、調節力は水晶体が柔軟な若い目ほど大きく、水晶体が硬くなる高齢者では小さくなります。加齢に伴って調節力が低下し近方視が困難になるのが老視（老眼ともいう）です。

近くのものを見るときには、水晶体が厚くなる調節とともに、両目の内直筋が同時に収縮して、近くの目標物に視線を合わせる寄り目になります。これを輻湊と呼びます（図6-3-2）。

図 6-3-1　調節

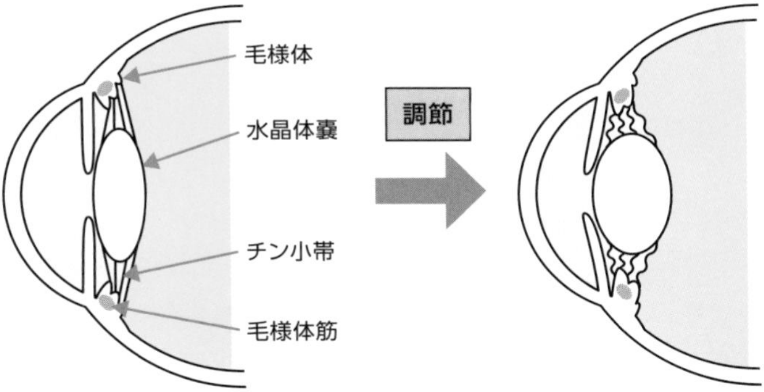

遠くを見ているとき
(リラックスしている状態)

近くを見ているとき
(調節をしている状態)

図 6-3-2　輻湊

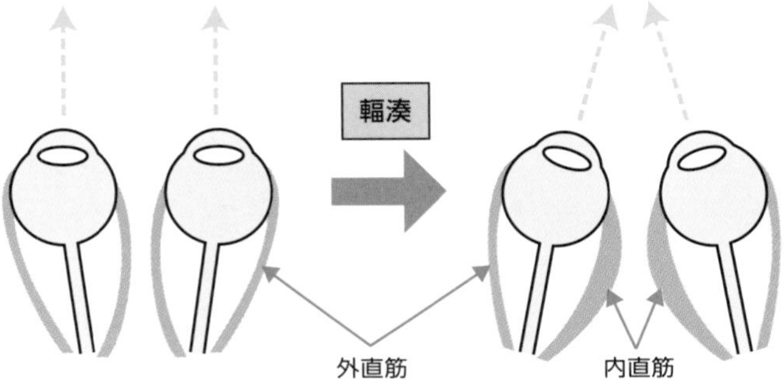

遠くを見ているとき
(リラックスしている状態)

近くを見ているとき
(輻湊をしている状態)

6-4 老視のメカニズム

老視は調節力が低下する加齢現象で、手元のスマートフォンや新聞の文字にピントが合わず、裸眼ではぼやけて見えるようになります。近視でも遠視でもない正視の目が、リラックスして遠くの景色を見ている状態は無調節の状態で、水晶体は最も薄く、遠方からの平行光線が角膜と水晶体で屈折して網膜にピントが合います（図6-4-1上段）。

この目が老視でなければ、新聞を読む際には調節によって水晶体の厚みが増すので、30センチメートルの距離からの開散光線は水晶体でより強く屈折して、やはり網膜にピントが合います（図6-4-1中段）。このとき、水晶体の厚みが増すのは図6-3-1（165頁）の調節の仕組みが働くためです。

しかし老視の目では水晶体が硬く弾力性が低下するため、毛様体筋の収縮によってチン小帯がゆるんでも水晶体は十分には厚くなりません。そのため30センチメートル程度の通常の距離では新聞にピントが合わず、腕を伸ばし、頭を後方に反らせて50センチメートルくらいに離すことでかろうじて新聞の文字にピントが合うことになります（図6-4-1下段）。老視がさらに進むと、水晶体の厚みを変化させることが全くできず、その結果、裸眼では新聞の文字はぼやけて読み取ることができなくなります。

図 6-4-1　老視のメカニズムと症状

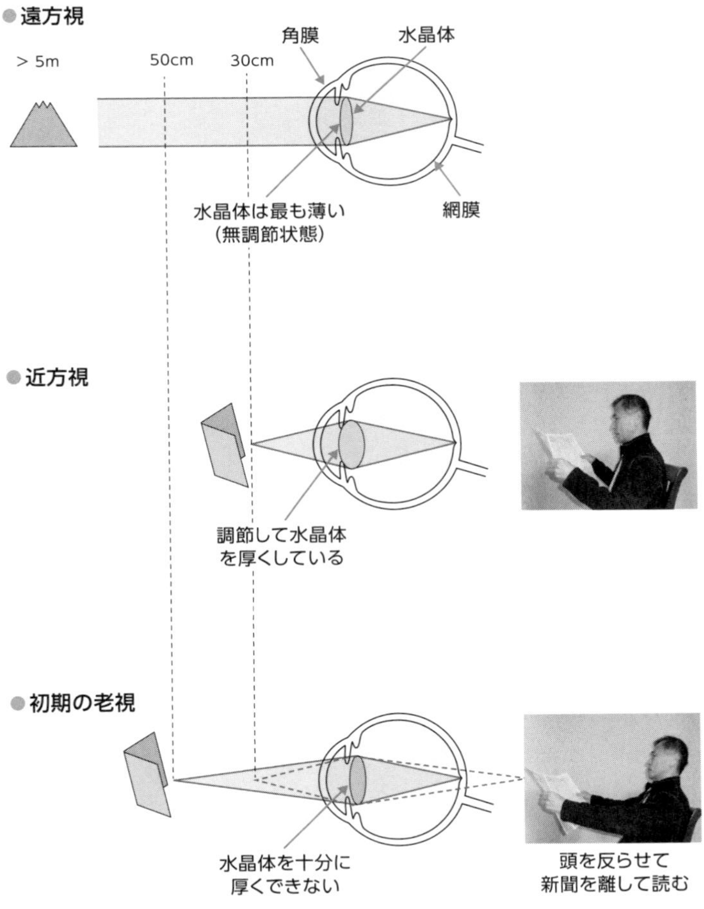

6-5 老眼鏡と遠近両用メガネ

老視症状の改善には、目の調節力を補完する老眼鏡が必要です。ただし近い距離を見るための凸レンズのメガネなので、遠くの景色はぼやけてよく見えません。近くを見るとき以外は、はずす必要があります。同時に遠視や乱視の矯正が必要なこともあり、眼科医院で相談して、自分の目に合った度数を処方[*165]してもらうのがよいでしょう。なお近視の高齢者がよく使用する次の「遠近両用メガネ」に対して、老眼鏡のことを眼科医は「単焦点レンズ[*166]の近用メガネ」と呼びます。

老視は、これまでメガネを掛けていた近視の目にも起こります。近視のメガネを掛けたままで手元のスマートフォンを見ると文字がぼやけるようになります。軽い近視では、ふだん掛けている遠用メガネをはずして裸眼で見れば近くにピントを合わせることができますが、近視の度数によっては凹レンズの近用メガネに掛けかえる必要があります。しかし遠用メガネを外したり近用メガネに掛けかえたりするのは面倒です。その場合、ひとつのメガネで遠く、近くともにピントが合う遠近両用メガネが便利で、多くは累進屈折力レンズが使われています。

＊165　100円ショップなどで販売されている出来合いの老眼鏡の度数は通常+1.0Dから+5.0Dまで、0.5Dまたは1.0Dきざみで用意されています。短時間の近業に使用するのであれば、試し掛けをしてスマートフォンの小さい文字がクリアに見える度数のものを選ぶことで用は足ります。

＊166　161頁の図6-1-1の眼鏡処方箋の摘要欄にある「遠用、近用ともに単焦点レンズ」は、その意味です。

累進屈折力レンズでは視線の移動によって、遠くから近くまでの異なる距離の対象にピントを合わせることができます（図6-5-1上段左）。レンズの上半分の遠用部から下方の近用部にかけて凹レンズが弱くなり、場合により薄い凸レンズになだらかに変化しているからです（図6-5-1上段右）。変化する部分（累進帯）では室内の中間距離の対象にもピントが合いますが、像がゆがむことが欠点です（図6-5-1下段）。このゆがみは、遠近両用メガネを常用していれば数日から1か月程度で慣れますが、メガネ未経験者や遠視[*167]の目では慣れずに断念することもあります。

図 6-5-1　累進屈折力レンズ

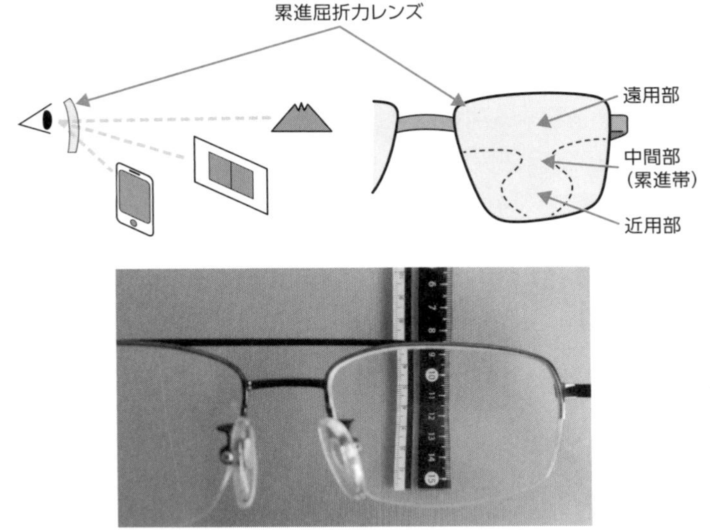

＊167 経験上、筆者は遠視で65歳以上のメガネ未経験者には累進屈折力レンズの遠近両用メガネは勧めず、単焦点の近用メガネと遠用メガネを掛けかえることを勧めています。

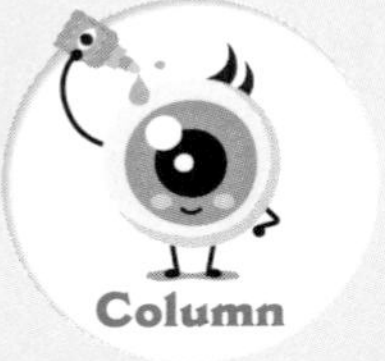

メガネ型ルーペ

TVのCMでよく見るかける高齢者用のメガネとしてメガネ型ルーペがあります。このメガネのレンズの度数は通常、+2.5D[*168]の凸レンズ[*169]ですが、市販の+2.5Dの近用メガネ（図6-5-2上段左）とどこが違うのでしょうか?

メガネ型ルーペは通常の近用メガネの2枚のレンズが中央でつながったゴーグルのような形をしていて、しかもレンズを支持するアームの部分が大きく前方に反っています（図6-5-2上段右）。そのため、目からレンズまでの距離が通常の近用メガネよりも離れます。通常の近用メガネの凸レンズは、目に近い[*170]ので、眼球自体のレンズである角膜や水晶体と協力して網膜へのピント合わせに加わっています。しかしメガネ型ルーペの凸レンズはピント合わせではなく像の拡大が主な作用です。これはメガネレンズが目から離れているためで、虫メガネと同じ原理です。

したがって、+3Dの近用メガネでスマートフォンがはっきり見える老視の人が、メガネ型ルーペだけを掛けても、ピントの合っていないぼやけた像が拡大されることになり、期待した見え方にはなりません。その場合は

＊168　「D」はジオプターでレンズの度数の単位です。+2.5Dの凸レンズは焦点距離が2.5分の1メートル（40センチメートル）のレンズです。

＊169　通常1.6倍のメガネルーペは+2.5Dですが、1.32倍では+1.25D、1.85倍では +3.25Dです。

＊170　角膜とレンズの距離は頂間距離と呼ばれ、通常は12ミリメートルです。

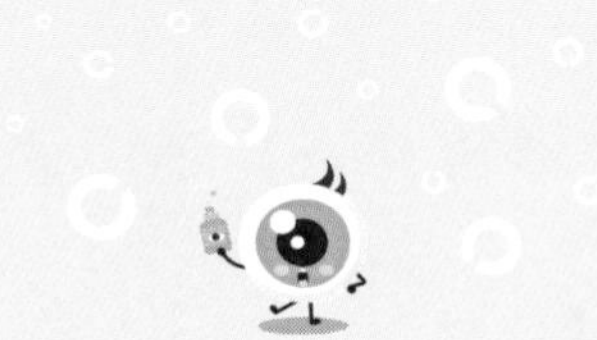

+3Dの近用メガネを掛けたその上からメガネ型ルーペを掛ける[＊171]とピントのあった鮮明な文字がさらに拡大されてはっきり見えます。（図6-5-2下）。

図 6-5-2　近用メガネとメガネ型ルーペ

●近用メガネ

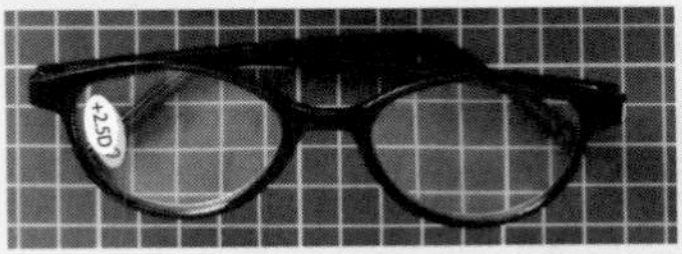

●メガネ型ルーペ

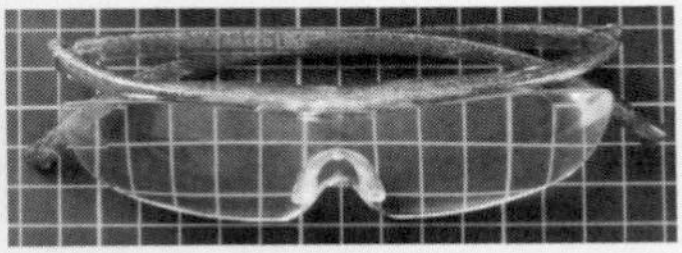

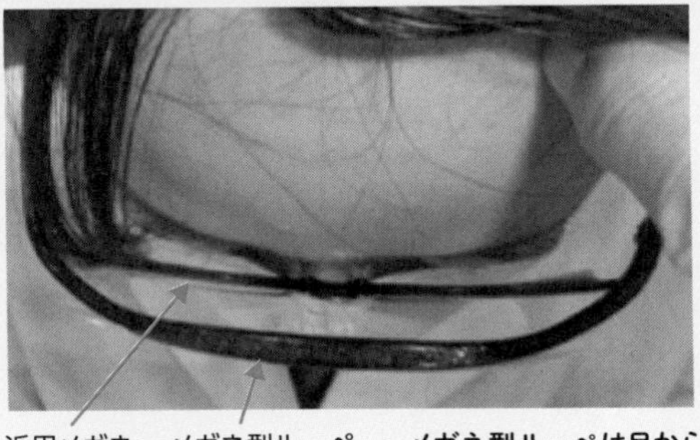

近用メガネ　メガネ型ルーペ

メガネ型ルーペは目からレンズまでの距離が離れているので、近用メガネの上からでも掛けられる

＊171　このことはメガネ型ルーペの会社のHPでも次のように記載されています。「視力矯正（メガネ・コンタクトレンズ・老眼鏡等）が必要な方は、ご自身に合ったメガネやコンタクトレンズを着用した上から、掛けていただき、補助的に使用していただくことをお薦めいたします」

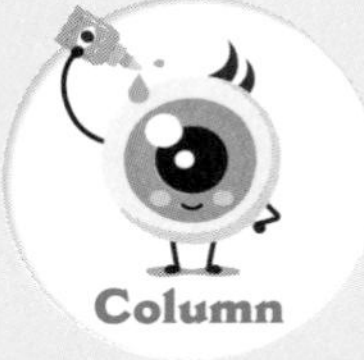

過矯正メガネによる眼精疲労

30歳の公務員、Sさんは自家用車で通勤しています。運転免許の更新時期[*172]が近づき、それまでのメガネを眼鏡店で作り替えました。新しいメガネを掛けて運転すると、遠くの標識もはっきり見えましたが、目の疲れを感じるようになり眼科診療所を受診しました。Sさんの裸眼視力は左右ともに0.2、両目とも-2D[*173]の近視で矯正視力[*174]はともに1.2でした。一方、Sさんの新しいメガネの度数を測ると、左右とも-3Dでした。1Dだけ強い過矯正の近視メガネをSさんは掛けていましたが、遠くを見ているときは1Dの調節をしてはっきり見えていました。

しかし約50センチメートルの距離のディスプレイでのパソコン仕事の間も過矯正のメガネを掛けていました。通常2Dで済む調節に余分に1Dが加わって毛様体筋の過剰な緊張が持続するため筋肉疲労をきたしたのです。しかもその疲労は運転中も休まることがなく、疲労が蓄積して眼精疲労になったと考えられます。病気の原因を説明して、適正度数の-2Dのメガネに変更して、さらに長時間のパソコン作業中はメガネをはず

＊172　普通運転免許の取得、更新には両眼で0.7以上の視力が必要で、そのために多くの患者さんが眼科を受診してメガネ処方を受けます。

＊173　脚注168でも示した通り、-2Dの「D」はジオプターというメガネレンズの度数の単位で、メートルで表した焦点距離の逆数です。「-2Dの近視」というのは焦点距離が50センチメートル（2分の1メートル）の凹レンズのメガネを掛ければ遠くにピントが合う目です。

＊174　最適のメガネを掛けて測定した視力。

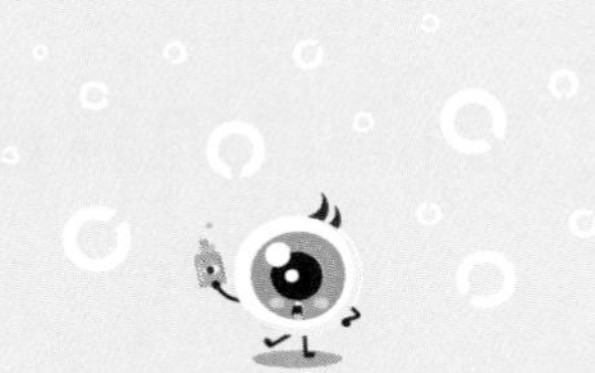

して裸眼で作業[*175]するように指導したところ、症状はなくなりました。

眼精疲労の患者さんは両目の間や目の奥が痛い、あるいは目を開いているのが辛いなどの症状を訴えます。原因はさまざまですが、Sさんのような過矯正メガネによる毛様体筋の筋肉疲労が原因の眼精疲労はよく経験します。

眼精疲労は眼球の壁についている内直筋の輻湊による筋肉疲労（165頁、図6-3-2参照）によって起こることもあります。間欠性外斜視や外斜位の患者さんはリラックスした状態では両目の視線が外にはずれている（124頁、図4-9-2A参照）ので、近くだけでなく遠くの目標を見る時にも輻湊が必要になります。そのため両目の内直筋の持続的な収縮による筋肉疲労で眼精疲労が起こります。その解決策は斜視手術やプリズムメガネ（179頁、図6-8-1参照）です。

なお眼精疲労はドライアイ、白内障、緑内障、眼瞼下垂など、そのほかの多くの病気が原因で起こることもあるので、自己判断せずにまずは原因がどこにあるのか、眼科医の診察を受けるようにしましょう。

＊175　-2Dの近視なので、メガネをはずした裸眼で調節なしに50センチメートルのディスプレイにピントが合います。

6-6 調節性内斜視

多くの斜視患者さんでは、第4章4-9「斜視とその手術」（122-124頁）で説明した斜視手術が行われます。しかし調節性内斜視は例外で、手術は行わず遠視を矯正するメガネを常用することが治療の基本になります。

図6-6-1Aは、内斜視で紹介された5歳のＹ君の写真です。両目の黒目の中にカメラのフラッシュの反射の白い点が映っていて左目では黒目の中央ですが、右目では外側にあります（図6-6-1C）。これは右目が内側に向く内斜視の[*176]ためです。

さてＹ君の屈折検査をしたところ、両目とも+5Dの遠視[*177]でした。Ｙ君は無調節の状態、すなわち毛様体筋が弛緩して水晶体が最も薄い状態（165頁、図6-3-1左参照）では、平行光線が網膜の後方で焦点を結ぶ遠視で（図6-6-1E）、+5Dのメガネレンズ（図6-6-1D）を掛ければ、網膜上にピントが合います（図6-6-1F）。

そこでＹ君の両目に遠視を矯正する+5Dのレンズが入ったメガネを掛けてもらったのが図6-6-1Bです。今度は両目ともメガネの下の黒目の中心にカメラのフラッシュの反射である白点があり、内斜視ではなく正位（両

＊176　図6-6-1Cに示すように、正面から撮影したカメラのフラッシュの反射（図の★印）は、正面を向いている左目では角膜（黒目）の中央ですが、内斜視で内側を向く右目では角膜の外側にできます（123頁、図4-9-1参照）。

＊177　遠視や近視などの屈折異常の程度は矯正メガネのレンズ度数で表されます。+5Dのレンズは平行な光線が20センチメートル（5分の1メートル）の位置で集光する凸レンズです（図6-6-1D）。ちなみに近視を矯正する凹レンズはマイナスで表されて-4Dなどと記載されます。

目の視線が目標で揃う状態）になっていることがわかり、調節性内斜視と診断されました。

図 6-6-1　**調節性内斜視**

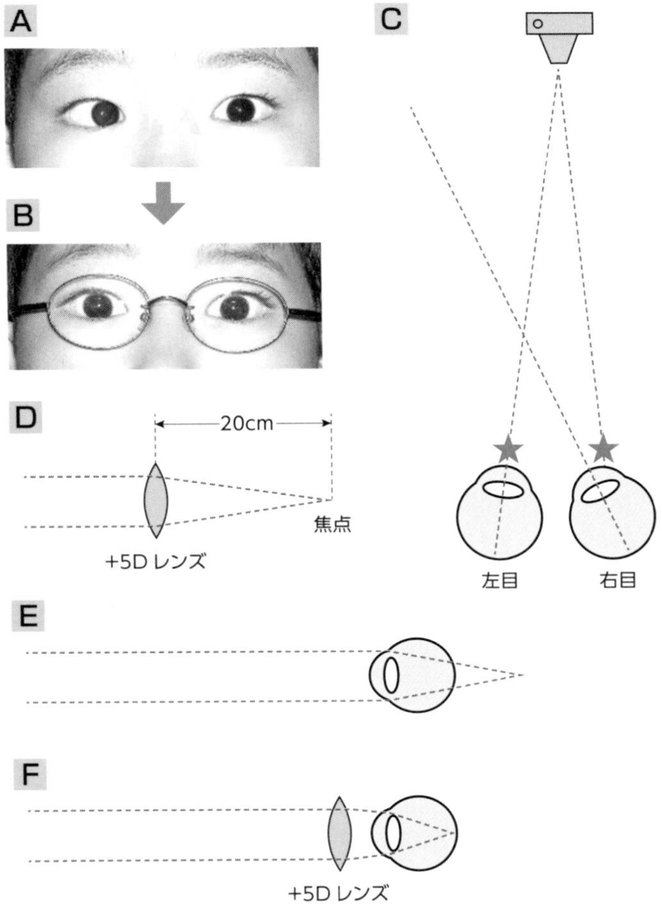

6-7 調節性内斜視のメカニズムと治療

遠視のメガネを掛けることで、前ページで紹介したＹ君のように調節性内斜視が正位になるのはどうしてでしょうか？

正視の人が近くを見るときには、毛様体筋の収縮でチン小帯がゆるみ、水晶体の厚みが増す調節によって近くにピントが合います（165頁、図6-3-1参照）。この調節は両目の内直筋を緊張させて寄り目にする輻湊（165頁、図6-3-2参照）と連動[*178]しています。遠視の目では裸眼だと、近くを見るときだけでなく、遠くを見るときにもピント合わせのための調節が必要です。そのような遠視の目の一部では、調節に連動する輻湊が過剰に起こるため内斜視になります。そこで遠視用の凸レンズのメガネを掛けて調節の必要をなくしてあげれば、輻湊は起こらず両目の視線が遠くの対象に向く正位の状態になります。

調節性内斜視では内直筋をゆるめる手術治療ではなく、朝起きてから夜寝るまでの終日、図6-6-1B（175頁）のようにメガネを装用して正位の状態を保ち、視力や両眼視機能を維持発達させることが治療になります。外見的にメガネが嫌であれば代わりに遠視用のコンタクトレンズでもＯＫです。

＊178　ちなみに瞳孔が小さくなる縮瞳とも連動していて、調節、輻湊、縮瞳が同時に起こることを近見反応と呼びます。

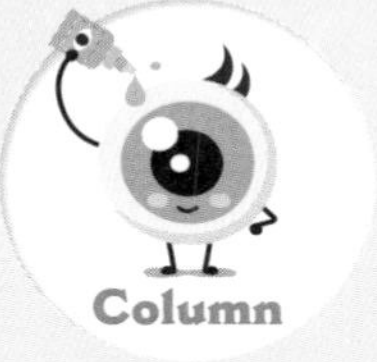

「遠視は良い目」という誤解

遠視は遠くのものがよく見える「良い目」だと信じている人は少なくありません。調節力の十分にある若い軽度の遠視については必ずしも間違いではありませんが、裸眼で遠くも近くもよく見えるのは+2〜+3Dくらいまでの軽度の遠視に限られます。

そのような軽度の遠視でも、メガネに頼らない場合、水晶体を厚くする毛様体筋の緊張を続けるため眼精疲労の原因になります。また手元にピントが合いにくくなる老視の症状は正視の人よりも若くして出現します。老視になっても近くはよく見える近視と違って完全な老視で調節力がゼロになると、メガネなしでは遠くも近くもよく見えません。

遠視は調節性内斜視や弱視（遠視が原因となる弱視には182頁の不同視弱視や184頁の屈折異常弱視があります）、あるいは急性緑内障発作（88頁参照）の原因になるので、必ずしも「良い目」とは言えません。

6-8 斜視を矯正するプリズムメガネ

メガネのレンズは、遠視では凸レンズ、近視では凹レンズで、それぞれ平行光線を収束あるいは発散させます。一方、断面が三角形のプリズムには収束、発散作用はなく、三角形の底辺（基底）側に光の向きを変えます（図6-8-1A）。

そこで内斜視の目の前に基底が外側になるプリズムのメガネを置くと、両目の視線が目標に向くようになります（図6-8-1B）。基底を内方にすれば外斜視、下方あるいは上方にすれば上下の斜視で両目の視線の向きを揃えることができます。しかし斜視の角度が大きい場合は、プリズム基底部が分厚くなってメガネとしては掛けられません。

そこで図6-8-1Cのようにプリズムを細かく分割して膜に貼り付けた膜プリズムを、既存のメガネの表面に貼り付けて使用することがあります。大きな角度の斜視を矯正できて、新たにメガネを作り変える必要がないことがメリットですが、膜プリズムの筋が邪魔で見えにくく、外見的にも見苦しい（図6-8-1D）のが欠点です。主に斜視検査で使用するほか、斜視手術までの眼位矯正や、手術後の一時的な低矯正や過矯正の補正にも利用されます。

図 6-8-1　プリズムとプリズムメガネ

A プリズム

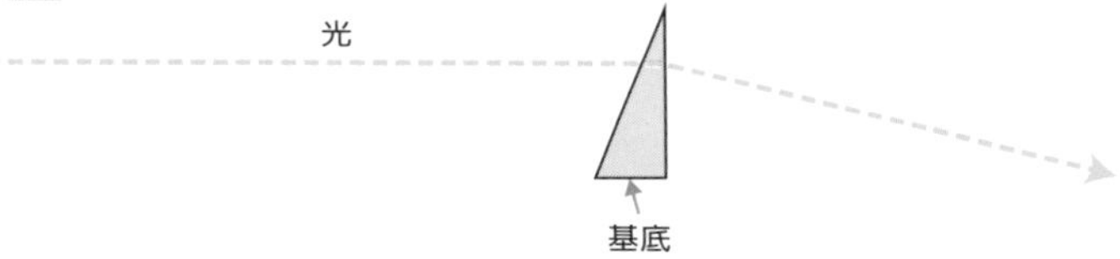

B プリズムメガネ（基底外方）

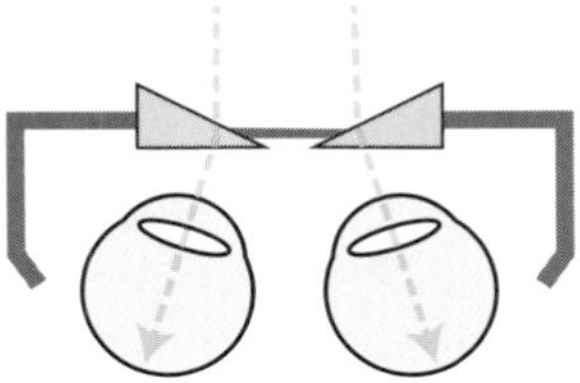

C 膜プリズム（基底外方）

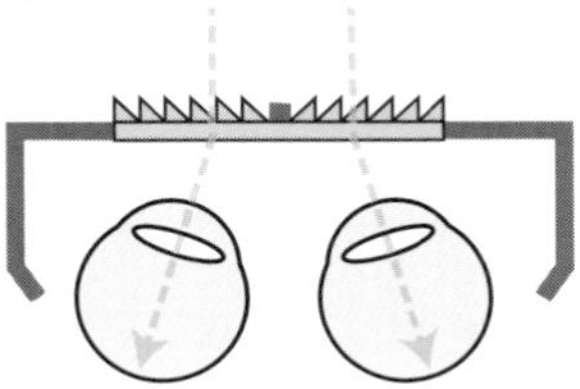

D 膜プリズムを貼ったメガネ

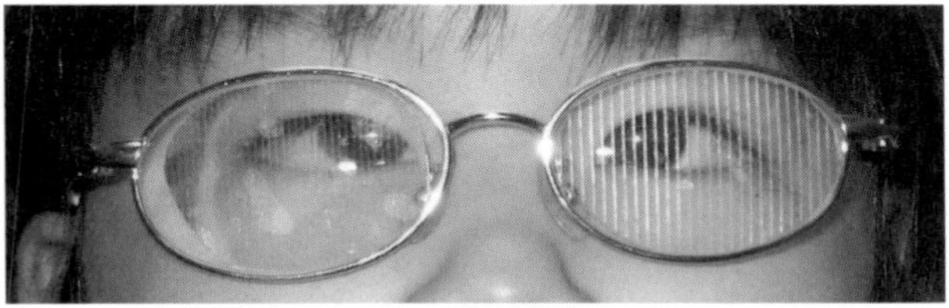

6-9 弱視のメカニズム

小学校の入学前後に行わる視力検査ではメガネなしでの裸眼視力を調べ、1.0以上ないと眼科受診を指示されます。その多くは近視や乱視で、適切なメガネで両目とも1.0以上の矯正視力となります。

ところが適切なメガネを掛けても片目または両目の矯正視力が1.0よりも不良で、しかも角膜、水晶体、網膜や視神経など眼球内の構造に異常が見当たらない場合に弱視[*179]が疑われます。角膜や水晶体が濁っている、あるいは網膜や視神経に異常が見られるなら、矯正視力が1.0に届かないのは納得できますが、そのような外から見てわかる原因がない目で矯正視力が不良なのはどうしてでしょうか?

3歳未満の赤ちゃんでは通常の視力検査[*180]はできません。しかし、特殊な方法[*181]で測定すると生後間もない時期から赤ちゃんの視力を測定することができます。そのようにして調べた研究によると、生まれたばかりの赤ちゃんの視力は0.01程度と不良で、1歳頃に0.1程度になり、徐々に視力がよくなって4~5歳までに1.0という大人の正常視力になることがわかっています(図6-9-1の実線)。身長や体重が増えるのと同じように、視力も成長に伴って発達するのです。

そして弱視とは何らかの原因で、この視力の発達が途中で止まった状態のことです(図6-9-1の点線)。

図 6-9-1　乳幼児の視力発達

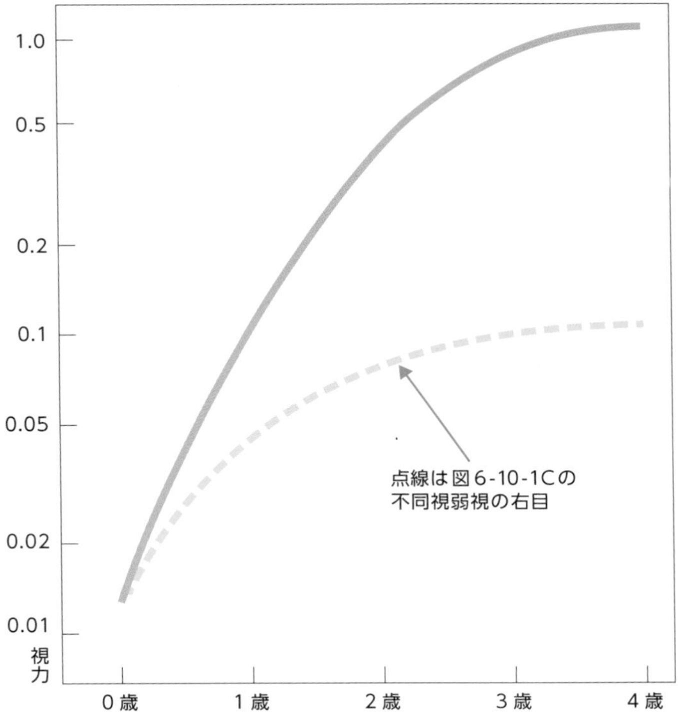

*179　弱視には、２通りの意味合いがあります。原因にかかわらず視力が不良で教育や生活に支障があるという社会的弱視と、子供の頃の視力発達時期に脳を含めた視覚機能の発達が障害されて視力が不良のままとどまる医学的弱視です。ここでいう弱視は後者の医学的弱視です。

*180　Cの字（ランドルト環）の切れ目の方向を答える視力検査は３歳半くらいにならないとできません。

*181　赤ちゃんの行動を観察するPL法やTACという視力検査、あるいは目の揺れである眼振（がんしん）や脳波を利用した検査によって乳幼児の視力を測定することができます。

6-10　不同視と不同視弱視

図6-10-1Aの左目は近視でも遠視でもない正視です。遠くからの平行光線が網膜上でピントが合うので裸眼で1.0の視力です。右目は平行光線が網膜の後方で集光する+5Dの遠視です。網膜上の像はピントが合わず裸眼視力は0.1です。このように左右の目に、ある程度以上の屈折の差があることを不同視《ふどうし》と呼びます。

遠視の右目は調節（165頁、図6-3-1参照）によって網膜上にピントを合わせることができますが、左目は調節せず右目だけ調節するということはできません。右目でもピントの合った像を見るには、図6-10-1Bのように+5Dの凸レンズのメガネを掛けます（左目は素透しレンズ）。弱視でなければこれで両目とも矯正視力は1.0です。

しかし図6-10-1Cの５歳児では、右目に凸レンズのメガネを掛けてピントを合わせても矯正視力は0.1のままでした。これは不同視弱視と呼ばれる病気のためです。検査をしなければ通常、不同視であることには気づかないので、Cの子供はメガネの矯正をしないAの状態で育ちました。そのため生まれてからの５年間、左目はピントの合った像を見ているのに、右目はいつもピントがぼやけたままの像だったわけです。

実は視力が図6-9-1の実線（181頁）のように1.0まで発達するには、網膜にピントの合った像ができるという刺激が不可欠です。そのような刺激が足りないまま過ごしてきたCの子供の右目では、視力の発達が図6-9-1の点線のように0.1で止まったままの弱視になったと考えられます。

図 6-10-1　不同視と不同視弱視

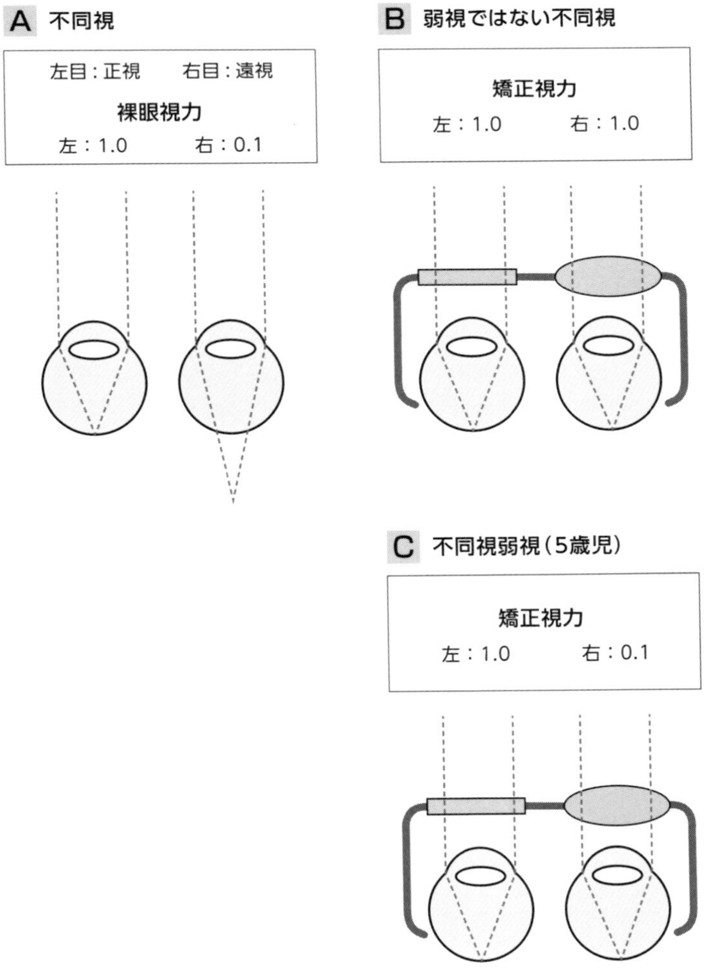

6-11 視覚の感受性期と健眼遮閉

視力の発達には、視覚野と呼ばれる脳の領域での適切なシナプス結合[*182]が必要です。生後数年間は、ピントの合った視覚刺激によってシナプス結合が盛んに形成される時期で、視覚の感受性期と呼ばれます。シナプス結合による視力の発達は徐々に鈍化して6~8歳頃までにほぼ終了するので、弱視の治療はそれまでに行うことが必要です。

図6-10-1C（183頁）の不同視弱視の5歳児の場合、まだ時期的にはチャンスがあるので、両目ともに網膜上でピントの合う図のようなメガネを作り、それを1日中掛けていることが治療になります。その状態でも弱視眼の矯正視力の改善が不十分であれば、視力が正常な側の目を、1日のうち何時間か眼帯で隠して、強制的に弱視の側の目だけを使わせる健眼遮閉《けんがんしゃへい》という訓練を行います。図6-11-1の写真は左目の不同弱視で、正常な右目を隠しています。

なお弱視にはここで説明した不同視弱視以外に、高度の遠視や乱視で両目の矯正視力がともに不良となる屈折異常弱視や、斜視で片目だけを主に使って反対の目の視力が不良となる斜視弱視、それに片目の高度の眼瞼下垂や幼小児期の長期間の誤った眼帯使用などによる形態覚遮断《けいたいかくしゃだん》弱視もあります（図6-11-2）。治療は適正メガネの常用、斜視治療、眼瞼下垂手術などに健眼遮閉の訓練を組み合わせて行います。

＊182 神経細胞の突起である軸索と、ほかの神経細胞との間の連絡装置。

図 6-11-1　健眼遮閉

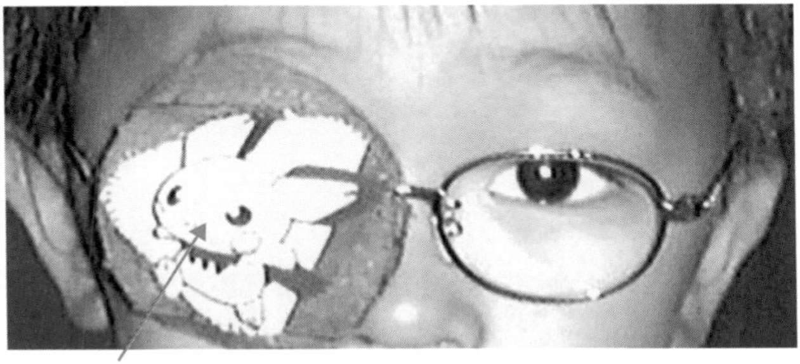

メガネの右レンズに被せた遮蔽カバー

図 6-11-2　屈折異常弱視、斜視弱視、形態覚遮断弱視

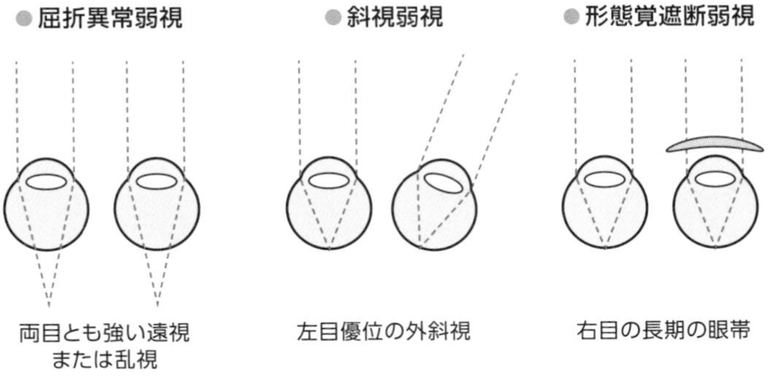

6-12 立体視と両眼視機能のメカニズム

運転や球技の際に片目を隠すと、対向車やボールまでの距離がよくわからなくなります。これは両目でものを見ることによる距離感が片目だと失われるためです。ヒトを含め両目が顔の前面についている動物は、両目からの情報を脳で処理して奥行き感覚を得ています。

両目で目の前の目標物をしっかり見ようとして輻湊《ふくそう》（165頁、図6-3-2参照）をすると、両目の視線が目標物で交差します。輻湊の量はからだの正面に向かう基準線と左右それぞれの視線の成す角度（図6-12-1のb1またはb2）に比例します。両目の視線の成す角度である輻湊角（図6-12-1のa1またはa2）はその2倍に相当し、近くの対象では大きく、遠くの対象では小さくなります（a1 ＞ a2）。輻湊角の大きさで目からの距離を判断する脳の機能は立体視と呼ばれ、視野内の対象の遠近の位置関係の把握に役立っています。

奥行き感覚にかかわる立体視は、両目で見ることによって得られる両眼視機能の重要な要素のひとつです。しかし斜視などで幼小児期に両目を同時にうまく使うことができない状態が続くと、両眼視機能は発達せず、両目の視力が良好であっても、見たものが立体的には感じられなくなります。両眼視機能は視力と同様に、脳の可塑性《かそせい》の源であるシナプス結合によって幼小児の感受性期に成長発達する機能のひとつです。

見た目の異常を治すだけでなく、斜視の治療には両眼視機能の発達を促進し維持するという目的もあります（126頁参照）。そこで両目の視線を揃える斜視手術の前後では、両眼視機能を発達させるための訓練を行います。これは視《し》能《のう》矯正《きょうせい》または視《し》能《のう》訓練《くんれん》（orthoptics）と呼ばれ、斜視や弱視の子供の患者さんの治療の大きな柱のひとつで、主に視能訓練士（orthoptist）が行います。

図 6-12-1　輻湊角と立体視

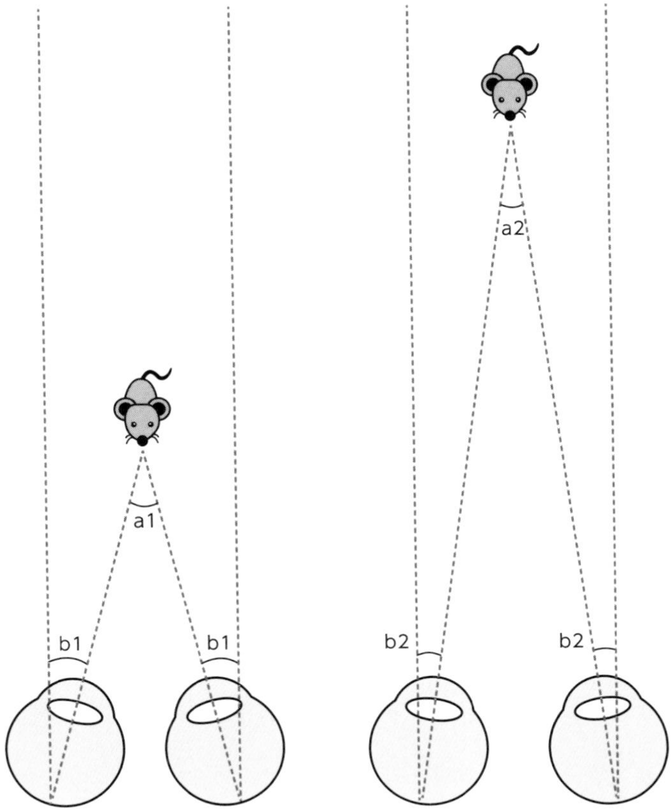

6-13 治療に代わる情報提供

ここまで目の病気の治療について解説してきましたが、目の病気の中には進行性でありながら、確立した治療法がまだない病気もあり、患者さんはいつまで見えているのか、不安に感じています。そのような患者さんに病気の程度や進行速度の正確な情報を伝えることは、治療に匹敵する意義ある眼科医の仕事のひとつです。

日本での失明原因の上位を占める網膜色素変性は、夜盲[*183]で発症して、網膜の一番奥にある光を感じる視細胞が徐々に死んで脱落する遺伝病です（54頁参照）。周辺から狭まる視野が中心に達すると、ついには光も感じなくなる失明に至ることもあります。遺伝子治療、人工網膜、網膜再生治療などの治療研究が世界中で進んでいますが、残念ながら、現在のところ根本的な治療はありません。

多くの患者さんでは視野は狭くても視力は正常で、デスクワークであれば、正常者と同じように仕事ができます。ただし5年後には見えなくなり仕事を続けられないのではないか、10年先には白い杖や盲導犬の助けが必要になるのではないかという不安を抱いています。

筆者はこのような患者さんに年に1～2回程度の診察を行い、緑内障の診療でよく使うハンフリー視野計での視野進行経過をチェックしています。ハンフリー視野検査は、左右それぞれの目の視野内で提示される光に対

＊183　夜間やトンネルの中、映画館の中など暗いところでの見え辛さの症状です。「とりめ」とも呼ばれます。

する感度を調べる検査です。具体的には視野中心から30度または10度以内に配置された76または68地点で、かろうじて見える光の明るさである「光覚いきち」を調べます。図6-13-1に記載した「感度」は「光覚いきち」の逆数です。そのデータから個々の患者さんが何年間仕事を続けられそうか、ひとりで生活できそうかなどの情報を提供しています[26]（190頁のコラム「網膜色素変性の失明予測」を参照）。

図 6-13-1　網膜色素変性患者さんの右目のハンフリー視野計10-2の結果

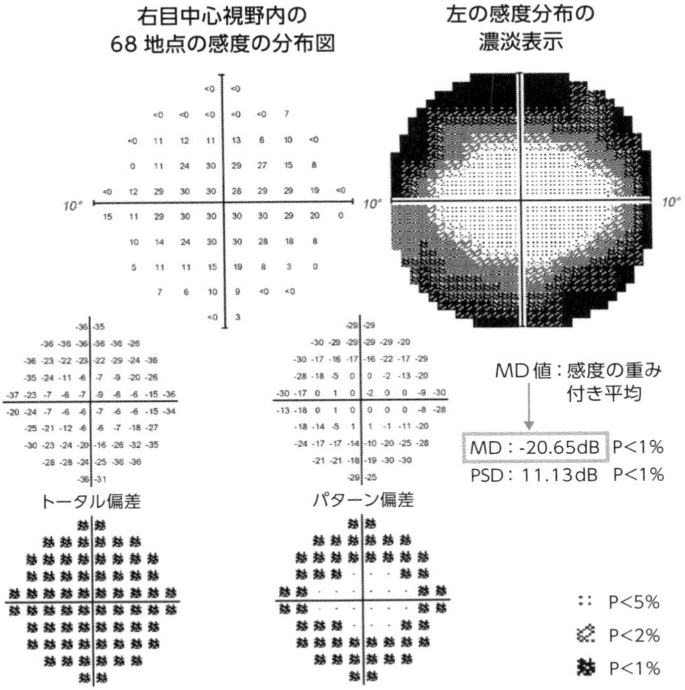

Column

網膜色素変性の失明予測

Kさんは50歳の主婦で、40歳頃から夜盲を自覚し、45歳頃から視野の異常に気付いていました。視野がさらに狭くなったと感じたので、近くの眼科医院を受診したところ、網膜色素変性と診断され、「進行性の病気で両目の視野がだんだんに狭くなり、最終的には失明します。視野を改善したり進行を抑えたりする確実な治療はありません」と説明されました。

失明を覚悟したKさんは一縷の望みを抱いて大学病院の眼科を受診しました。そこでは、「Kさんの寿命がある間に失明するかどうかは視野の経過を3～4年かけて調べてみないとわかりません」と説明されました。

52歳から72歳までの20年間の経過で、Kさんの右目の10度[*184]のハンフリー視野（189頁、図6-13-1参照）は徐々に狭くなっていました（図6-13-2上段）。残っている視野が正常の視野と比較して、どの程度悪くなっているのかはMD（平均偏差）値[*185]という数字で表せます。図6-13-2のグラフはKさんの、右目と左目の20年間のMD値の変化を示しています。KさんのMD値はばらつくものの経過とともに両目とも直線的に低下し、その傾きから右目は-0.67、左目は-0.8 dB/年[*186]という進行速度が計算されています。MD値は-33dB以下になると失明に

＊184　10度の視野は、家庭で観るTVの画面の範囲におおよそ相当します。

＊185　ハンフリー視野検査とMD (Mean Deviation)値について、は筆者の前著『これで納得 目の検査』で詳しく説明しました。

＊186　dB（デシベル）は視野検査で記録される感度の単位です。眼科での視野検査の結果はその広さではなく視野内の感度で評価されることが一般的です。

図 6-13-2　網膜色素変性患者さんの 20 年の視野経過

上段は右目の10度視野の結果で、
白い部分が中心に残る視野の範囲

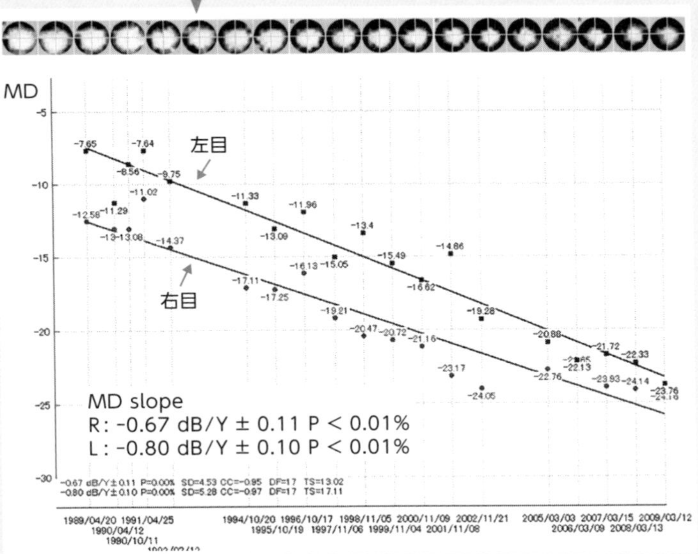

近い状態となり、Kさんの目がその段階になるのは80歳以後と推定されます。

60歳の還暦を迎える頃までには失明するかもしれないと覚悟していたKさんですが、その5年くらい前の段階で「80歳くらいまではある程度見えていますよ」と説明されひとまず安心しました。実はKさんはその後も受診していて、すでに83歳になっていますが、両目とも矯正視力は0.7で、読書もできています。ただし視野は中心付近のみでとても狭く、足元は不安ですが、徐々に狭くなってきた視野なのである程度は慣れていると言います。

網膜色素変性の患者さんのなかには、30~40歳くらいで中途失明してしまう厳しい状況の患者さんももちろんいます。しかしこの病気の原因遺伝子は多数あり、さらにその異常の種類もさまざまなために**[27]**、失明に至る速度や時期は患者さんによって異なります。かつては教科書にも「網膜色素変性は失明する病気」とされていましたが、そのような乱暴な記載は改められつつあります。視野の進行速度から予測される失明時期が150歳であれば生前に失明する心配はありません。筆者が診てきたなかにも「100歳まで失明することはないでしょう」という、うれしい予測を伝えることで安心してもらえた患者さんは少なくありません。

おわりに

眼科の外来は多くの患者さんであふれています。大学病院など総合病院には20以上の診療科があり、眼科の役割は20分の1 = 5%程度以下のはずですが、病院全体の1日の外来患者さんの10%以上は眼科です。近視、老視、結膜炎、ドライアイ、斜視などポピュラーな病気から、白内障、緑内障、裂孔原性網膜剝離など手術が必要になる病気まで、また乳幼児から高齢者まで幅広い年齢層の患者さんが眼科を受診します。しかし目の構造やその病気の仕組みについて正しく理解できている患者さんは多くはありません。

前作『これで納得 目の検査』(幻冬舎メディアコンサルティング) では、眼科に特有でわかりにくいさまざまな目の検査法について解説しました。本書で取り上げた目の治療も、ほかの診療科とは大きく異なることがおわかりいただけたことと思います。

薬による目の治療の主役は目薬ですが、目薬ですべての目の病気が治療できる訳ではありません。網膜が専門の筆者の外来には加齢黄斑変性、網膜色素変性、糖尿病網膜症、網膜静脈閉塞症などの患者さんが多く、その際よく尋ねられるのは「私の病気を治す良い目薬はないのですか?」という質問です。

網膜が剥がれる裂孔原性網膜剝離であれば、剥がれた網膜をくっつけるために手術が必要であることを容易に理解してくれますが、それ以外の網膜の病気は目薬で治せるのではないかと思う患者さんは少なくありません。本文でも説明しましたが、目薬の多くは眼球表面の角膜や結膜の病気が主な治療対象で、網膜など眼球後半の病気に使われることはあまりありません。例外は視神経の病気である緑内障です。目薬が視神経に直接効果を発揮することは期待できませんが、眼球前半で循環する房水の産生と排出をコントロールして眼圧を下げることで、視神経の障害の進行を遅らせます。

レーザー治療は、ほかの診療科でも行われますが、眼科での発達が最も進んだ治療技術で手術のかなりの部分を代替しています。特に網膜レーザー光凝固治療の普及によって、糖尿病網膜症の失明率は劇的に低下しました。本文中では触れませんでしたが、最近はコンピュータ制御のレーザー光凝固治療器が、入力された画像情報に従って自動で狙った部位を凝固するシステムも臨床に導入されてきています。網膜に対する利用だけでなく、レーザーは緑内障（虹彩切開）、白内障（後嚢切開）、角膜（近視手術）に対しても利用されています。

目の手術というと白内障の手術が有名ですが、角膜移植術、眼圧を下げる緑内障手術、網膜のさまざまな病気に対する硝子体手術、斜視の手術、涙目に対する手術など眼球内外の病気に対するさまざまな手術が行われています。その多くは細かい作業ですが手術用顕微鏡を使用して、目の手術に特化した機械の助けを借りることで安全で効果的に実施されています。

最後にメガネは屈折を矯正する道具ですが、弱視や一部の斜視の治療用具として重要であることも解説しました。

本書の制作にあたって、適切な図の配置や親しみやすいデザインを考えていただいた技術評論社の大倉誠二氏に感謝いたします。本書が目の病気で眼科に通院中の多くの患者さんの理解の助けになることを念願しています。

飯島　裕幸

参考文献

1. 内尾英一 アレルギー性結膜疾患の現状. 日本の眼科 2017;88: 271-5
2. 吉富健志 (2012) 点眼薬の眼内移行について／何分間隔をあけるのがよいでしょうか. In: 相原一 (ed) 緑内障薬物治療ガイド (専門医のための眼科診療クォリファイ) . 中山書店, pp. 76-81
3. 島崎潤, 坪田一男, 横井則彦, 渡辺仁, 井手武, 大矢史香, et al. ドライアイ診療ガイドライン　ドライアイ診療ガイドラインの読み方. 日本眼科学会雑誌 2019;123: 489-592
4. 横井則彦 (2011) 先端技術が応える!中高年の目の悩み. 集英社
5. 有田玲子 マイボーム腺機能不全の診断と治療. 臨床眼科 2018;72: 74-8
6. 青瀬雅資, 松島博之 日本国内で使える白内障予防薬. あたらしい眼科 2014;31: 1455-9
7. 日本緑内障学会 緑内障診療ガイドライン (第4版). 日本眼科学会雑誌 2018;122: 5-53
8. Heijl A, Leske MC, Bengtsson B, Hyman L, Bengtsson B, Hussein M, et al. Reduction of intraocular pressure and glaucoma progression: results from the Early Manifest Glaucoma Trial. Arch Ophthalmol 2002;120: 1268-79
9. 厚生科学審議会 (2004) https://www.mhlw.go.jp/shingi/2004/09/s0906-6c.html
10. お薬110番 (2020) http://www.okusuri110.com/kinki/shipeikin/shipeikin_01.html
11. 厚生労働省 https://www.mhlw.go.jp/shingi/2005/01/s0117-9d40.html
12. 安達功武, 中澤満 メディカル眼科治療、網膜色素変性、①嚢胞様黄斑浮腫. 臨床眼科 2019;73: 328-31
13. Ishii K, Tomidokoro A, Nagahara M, Tamaki Y, Kanno M, Fukaya Y, et al. Effects of topical latanoprost on optic nerve head circulation in rabbits, monkeys, and humans. Invest Ophthalmol Vis Sci 2001;42: 2957-63

14. Yau JW, Rogers SL, Kawasaki R, Lamoureux EL, Kowalski JW, Bek T, et al. Global prevalence and major risk factors of diabetic retinopathy. Diabetes Care 2012;35: 556-64

15. 眼科PDT研究会 加齢黄斑変性症に対する光線力学的療法のガイドライン. 日本眼科学会雑誌 2004;108: 234-6

16. Wollensak G, Spoerl E, Seiler T Riboflavin/ultraviolet-a-induced collagen crosslinking for the treatment of keratoconus. Am J Ophthalmol 2003;135: 620-7

17. Li J, Ji P, Lin X Efficacy of corneal collagen cross-linking for treatment of keratoconus: a meta-analysis of randomized controlled trials. PLoS One 2015;10: e0127079 DOI 10.1371/journal.pone.0127079

18. 三島済一 https://www.jstage.jst.go.jp/article/jjspe1933/44/522/44_522_740/_pdf

19. 森洋斉 Boston Keratoprosthesis (Boston KPro). 臨眼 2012;66: 231-5

20. 福田昌彦 OOKP (歯根部利用人工角膜). 臨床眼科 2012;66: 226-30

21. 野田実香 (2016) 眼瞼の解剖. In: 高比良雅之, 後藤浩 (eds) 眼科臨床エキスパート：眼形成手術、眼瞼から涙器まで, pp. 25-30.

22. 睫毛内反 http://www.japo-web.jp/info_ippan_page.php?id=page02.

23. 小幡博人 眼瞼・結膜セミナー　マイボーム腺梗塞. あたらしい眼科 2019;36: 665-6

24. 日本眼科学会 新生児涙嚢炎 https://www.nichigan.or.jp/public/disease/name.html?pdid=8

25. 松村望 先天鼻涙管閉塞への対応. 日本の眼科 2018;89: 305-9

26. 飯島裕幸 Humphrey視野計でみる網膜疾患. 日本眼科学会雑誌 2016;120: 190-208

27. 池田華子 網膜色素変性の治療：3. 遺伝子治療 眼科 2020;62 647-53

C 巻末資料

まぶたと眼球の構造（縦断面）

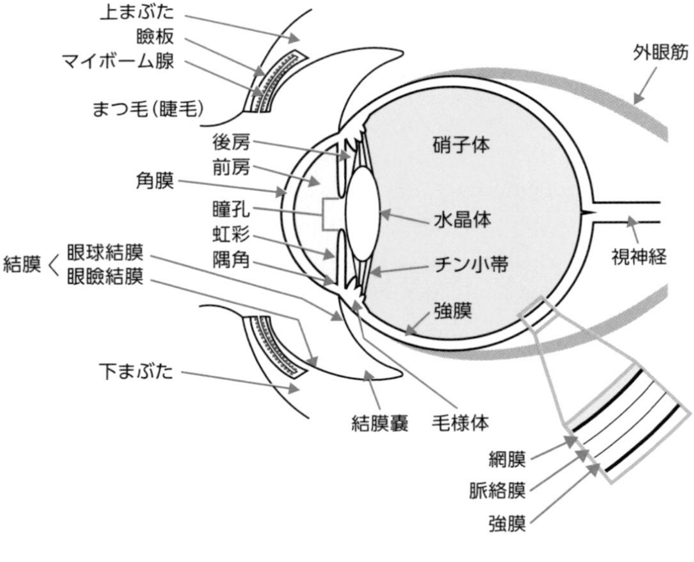

角膜と水晶体の構造

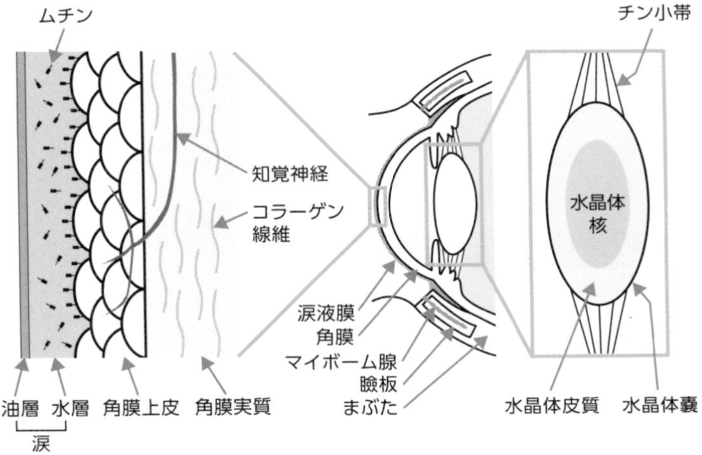

涙腺、結膜嚢、涙道

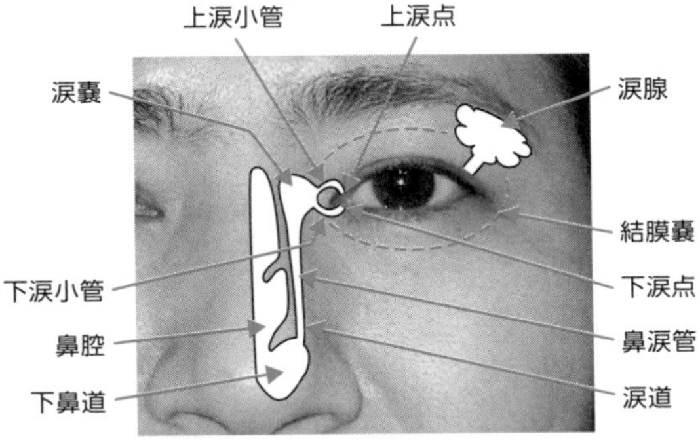

さくいん

部位名

＊部位名が図版や写真で示されている主なページを取り上げました。

英字

LER→下眼瞼牽引筋腱膜

あ

上まぶた……15, 107, 133
黄斑……63, 117
黄斑部……78

か

外眼筋……59
外直筋……124, 165
下眼瞼牽引筋腱膜（LER）……139
角膜……13
角膜実質……23, 33, 41
角膜上皮……23, 33, 41, 42
角膜内皮……23, 41
角膜辺縁……33
下鼻道……131
下涙小管……131
下涙点……131
眼窩……105
眼窩骨……105
眼球……13, 15, 105
眼球結膜……15, 151
眼瞼挙筋……133
眼瞼結膜……15, 20, 133, 153
眼軸長……96
眼底……37, 55, 85, 87, 117
強膜……13
筋円錐……59
隅角……13, 39, 89
黒目……45
結膜……13
結膜嚢……15, 131
瞼板……15, 33, 133, 139, 153
瞼板筋……133
虹彩……13
虹彩血管……29
後嚢……91, 93
後房……13, 39, 57, 89

さ

視細胞 …… 82, 117
視神経 …… 13
視神経乳頭 …… 37, 39, 78, 115
下まぶた …… 15, 107
シュレム管 …… 119
硝子体 …… 13
硝子体ゲル …… 113
上直筋 …… 133
睫毛 …… 15
上涙小管 …… 131
上涙点 …… 131
白目 …… 45
神経網膜 …… 82, 85
水晶体 …… 13
水晶体核 …… 91, 109, 111
水晶体後嚢 …… 91, 109
水晶体上皮細胞 …… 91
水晶体嚢 …… 91, 109, 111, 165
水晶体皮質 …… 91, 109, 111
線維柱帯 …… 119
前嚢 …… 91, 111
前房 …… 13

た

知覚神経 …… 19, 33
中心窩 …… 85, 117
チン小帯 …… 13
動眼神経 …… 133
瞳孔 …… 45
瞳孔縁 …… 45, 93, 107, 111

な

内直筋 …… 124, 165

は

鼻腔 …… 131
皮膚穿通枝 …… 139
鼻涙管 …… 131
ブレブ …… 119
房水 …… 39, 57, 113, 119

ま

マイボーム腺 …… 15, 33, 149
まつ毛 …… 15, 139
まぶた …… 15, 33
脈絡膜 …… 13, 82, 85
脈絡膜血管 …… 85
ミュラー筋 …… 133
網膜 …… 13
網膜下液 …… 85
網膜色素上皮 …… 82, 85
網膜裂孔 …… 82, 83, 113
毛様体 …… 13
毛様体筋 …… 165
毛様体血管 …… 29, 57
毛様体扁平部 …… 63

ら

リム …… 37
涙液膜 …… 33

涙小管→上涙小管、下涙小管
涙腺 131
涙点→上涙点、下涙点
涙道 131
涙嚢 131
濾過胞 119

病気・治療法関連

＊複数のページがあるもののうち、とくに重要なページは色文字で示しました。

英字

AHC→急性出血性結膜炎
BRVO→網膜静脈分枝閉塞症
CSC→中心性漿液性脈絡網膜症
EKC 17
IgG4関連眼窩疾患 53
LASIK→レーシック
Nd：YAGレーザー 73, 91, 92
OCT→光干渉断層計
OCTA→光干渉断層血管撮影
OTC薬 43, 48
PDT→光線力学的療法
PEA／IOL 108
PiXL→角膜クロスリンキング
PRP→汎網膜光凝固術
PTK→治療的レーザー角膜切除術
QOL 162
QOV 162
SPK→点状表層角膜症
VEGF 73, 74, 76, 78, 79, 83

あ

アカントアメーバ 24, 25
アトロピン 44
アメーバ角膜炎 25
アレルギー性結膜炎 13, 15, 18, 30
一般用医薬品 43, 48
医療用医薬品 13, 43
咽頭結膜熱（プール熱） 17
ウィルス性角膜炎 25
ウィルス性結膜炎 15, 16, 17
エキシマレーザー 73, 94, 97, 98
遠近両用メガネ 162, 168
円錐角膜 100
黄斑円孔 116, 125
黄斑浮腫 62, 64, 66, 74, 76
温罨法 32, 148

か

外眼筋ミオパチー …… 135
過矯正メガネ …… 162, 172
角膜移植術 …… 99, 100, 120
角膜クロスリンキング（PiXL） …… 100
角膜上皮剥離 …… 23, 40, 42, 102
角膜鉄さび症 …… 154
角膜鉄片異物 …… 154
角膜反射法 …… 122
顆粒状角膜ジストロフィ …… 94
眼窩蜂窩織炎 …… 53
眼鏡処方箋 …… 160
間欠性外斜視 …… 128, 173
眼瞼下垂 …… 132, 134
眼瞼けいれん …… 58, 135, 136
眼瞼皮膚弛緩症 …… 135, 136
眼処置 …… 143
眼精疲労 …… 162, 164, 172, 177
感染性ぶどう膜炎 …… 28, 53, 54
眼底検査 …… 44, 46, 64, 66
眼内レーザー …… 112
眼内レンズ …… 91, 108, 110
眼内レンズ挿入術 …… 109, 111
眼軟膏 …… 24, 26, 42, 52
偽眼瞼下垂 …… 134, 136
球後注射 …… 12, 58, 60
急性化膿性炎症 …… 144, 145
急性感染症 …… 53
急性原発閉塞隅角症 …… 53
急性出血性結膜炎（AHC） …… 17
急性網膜壊死 …… 53
急性緑内障発作 …… 46, 53, 56, 73, 88, 90, 177
急性涙嚢炎 …… 53
共同性斜視 …… 122, 127
強膜炎 …… 13
挙筋短縮術 …… 135, 136
虚血性網膜疾患 …… 73, 75, 79
近視手術 …… 73, 96, 99
クリスタリン …… 34
形態覚遮断弱視 …… 184
血管新生緑内障 …… 75, 76, 79
結膜異物 …… 150
結膜下注射 …… 58, 60, 125
結膜結石 …… 152
結膜充血 …… 38
牽引性網膜剥離 …… 75, 76, 114
健眼遮閉 …… 184
原発閉塞隅角症 …… 73, 88
腱膜性眼瞼下垂 …… 134, 136
抗アレルギー点眼薬 …… 13, 15, 18
抗ウィルス眼軟膏 …… 25
抗ウィルス薬 …… 24, 53, 54
高眼圧症 …… 13
抗菌点眼薬 …… 13, 15, 16, 22, 24, 32, 143, 150, 154
抗菌薬 …… 22, 42, 53, 54, 144
抗コリン薬 …… 47, 88
虹彩炎 …… 13, 28, 30
甲状腺眼症 …… 53
抗真菌点眼薬 …… 24
抗真菌薬 …… 24
高浸透圧薬 …… 53, 56
光線力学的療法（PDT） …… 69, 86

後転術……122, 124
後嚢切開術……73, 91, 92
後発白内障……91, 92
抗ヒスタミン薬……18
抗VEGF薬……62, 64, 66, 69, 76, 79
後部ぶどう膜炎……54
コーツ病……73, 87
コルヒチン……53

さ

細菌性角膜潰瘍……13, 22, 25
細菌性結膜炎……13, 15, 16, 22, 143
逆さまつ毛……138, 140, 142, 143
サルコイドーシス……53
散瞳薬……44, 46, 88, 107
霰粒腫……144, 146, 148
霰粒腫摘出術……144, 145, 146
シクロスポリン……53
視神経炎……54
視神経乳頭陥凹……36
脂腺癌……146
弱視……134, 177, 180, 182, 184, 187
斜視……122, 126, 128, 174, 178, 184, 186
斜視弱視……184
重症筋無力症……135
手術用顕微鏡……104, 106
漿液性網膜剥離……84, 86, 87
硝子体液空気置換……112
硝子体カッター……112, 114
硝子体出血……74, 76, 114
硝子体切除……113, 114
硝子体剪刀……114
硝子体注射……12, 58, 62, 64, 66, 69, 76, 79
静脈注射薬……12, 52
睫毛根切除……139
睫毛鑷子……142
睫毛抜去……139, 142, 143
睫毛乱生……138, 142
真菌性角膜潰瘍……25
人工房水……112, 114
人工涙液点眼薬……32
滲出型加齢黄斑変性……62, 64, 68, 86
滲出性網膜剥離……87
ステロイド……28, 30, 52, 53, 54, 60, 135, 144
ステロイド点眼薬……13, 19, 24, 25, 28, 30, 48, 54
ステロイド軟膏……145
ステロイドパルス治療……52
ステロイド緑内障……19, 30, 48
スネレン法……139, 140
線維柱帯切除術……118
洗眼……143
全層角膜移植術……120
先天眼瞼下垂……134, 135, 137
先天睫毛内反……138
先天鼻涙管閉塞……158
前部ぶどう膜炎……28, 54
前房蓄膿……25, 28
前房内注射……58
増殖糖尿病網膜症……75, 76, 78, 114
増殖膜……75, 114

た

体位制限……113, 114
退行性眼瞼内反……139, 140
帯状角膜変性……94
炭酸脱水酵素阻害薬……52, 53, 56
短縮術……122, 124
単焦点レンズ……160, 168
中心性漿液性脈絡網膜症（CSC）……73, 84, 86
超音波乳化吸引……109, 111
調節……45, 164, 166, 176, 182
調節性内斜視……163, 174, 176, 177
治療的レーザー角膜切除術（PTK）……94, 98, 102
通糸法……139, 140
吊り上げ術……134, 135
テノン嚢下注射……58, 60
点眼麻酔薬……40, 42, 60, 102
点状表層角膜症（SPK）……13, 31, 33, 38, 48, 150
糖尿病網膜症…46, 62, 73, 74, 77, 78, 79, 102, 114
特発性眼窩炎症……53
特発性視神経炎……52, 53
ドナー……120
ドライアイ……13, 31, 32, 130, 156, 173
トレパン……120

な

涙目……130, 158

は

白内障…13, 30, 34, 36, 73, 91, 92, 99, 106, 108, 110, 120, 125, 173
麦粒腫……53, 144, 148
麦粒腫切開術……144
原田病……52, 53, 54
ハンドモータードリル……154
ハンフリー視野計……188
汎網膜光凝固術（PRP）……78, 79
汎網膜レーザー光凝固術……79
ヒアルロン酸ナトリウム……31
光干渉断層計（OCT）……64, 66, 84
光干渉断層血管撮影（OCTA）……76
非感染性角膜潰瘍……13, 24, 30
非共同性斜視……127
皮膚切開法……139, 140
皮膚穿通枝……138, 140
眉毛下垂……135, 136
鼻涙管ブジー……130, 158
鼻涙管閉塞……130, 158
フェムト秒レーザー……73, 99
複視……126
輻湊……164, 173, 176, 186
不正乱視……100
不同視……182
不同視弱視……163, 181, 182, 184
ぶどう膜炎……28, 52, 53, 54
プリズム……178
プリズムメガネ……173, 178
プロスタグランジン製剤……48
分子標的薬……52, 53, 69
ベータ遮断薬……48

ベーチェット病……52, 53, 54
放射線網膜症……75
ホッツ法……139, 140
ボツリヌス毒素……136
ボツリヌス療法……135
ボトックス注射……58
ホルネル症候群……135

ま

マイボーム腺梗塞……143, 148
膜プリズム……178
麻痺性斜視……127
未熟児網膜症……75
脈絡膜新生血管……64, 68
ムチン……32
無縫合手術……110
メガネ型ルーペ……170
メディエーター遊離抑制薬……19
網膜血管腫……73, 87
網膜色素変性……52, 53, 54, 188, 190, 192
網膜疾患……53, 54
網膜静脈分枝閉塞症（BRVO）……66
網膜静脈閉塞症……53, 62, 75
網膜剥離……54,114
網膜復位術……112
網膜裂孔……73, 82, 112, 114
ものもらい……144

や

夜盲……54, 188, 190
抑制……127

ら

立体視……126, 186
流涙症……130
両眼視機能……126, 128, 176, 186
流行性角結膜炎……17
緑内障……13, 36, 38, 40, 47, 48, 53, 56, 75, 118, 173, 188
涙管チューブ挿入術……131
累進屈折力レンズ……160, 168
涙点プラグ……156
涙道手術……130
涙道内視鏡……130, 158
涙嚢鼻腔吻合術……131
レーザー虹彩切開術……56, 73, 88, 90
レーザー光凝固……68, 72, 73, 74, 76, 78, 79, 80, 82, 84, 86, 87, 102
レーシック（LASIK）……73, 97, 98, 99
レシピエント……120
裂孔原性網膜剥離……82, 84, 106, 112, 114, 116
老眼→老視
老眼鏡……168
老視……162, 164, 166, 168, 170, 177

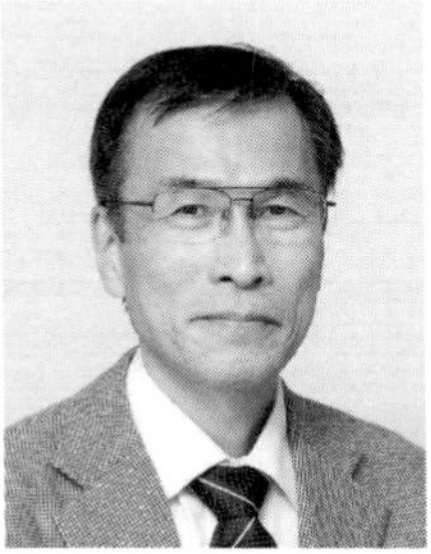

著者紹介

◎飯島　裕幸（いいじま・ひろゆき）

1953年、香川県高松市生まれ。1978年、東京大学医学部卒業。1999年、山梨大学医学部眼科教授。2019年の退官後は非常勤の眼科医師として山梨赤十字病院、市立甲府病院、山梨大学附属病院、富士市立中央病院、公立福生病院などで診療を続けています。専門の網膜の病気に加えて結膜やまぶた、子供の目の病気も多く診ています。患者さんの理解を深めるよう絵や写真を示して説明するように心掛けています。また患者さんや新人眼科医向けの情報をブログ：https://meisha.infoにて発信しています。
著書に『これで納得 目の検査』（幻冬舎メディアコンサルティング、2020）などがあります。

知りたい！サイエンス

ココが知《し》りたかった！
目《め》の病気《びょうき》のメカニズム
――超《ちょう》わかりやすい病気《びょうき》の仕組《しく》みと正《ただ》しい治療《ちりょう》

2021年　10月13日　初版　第1刷発行

著　者　飯島裕幸《いいじまひろゆき》
発行者　片岡　巌
発行所　株式会社技術評論社
東京都新宿区市谷左内町21-13
電話　03-3513-6150　販売促進部
03-3267-2270　書籍編集部
印刷・製本　昭和情報プロセス株式会社

定価はカバーに表示してあります。

ISBN978-4-297-12381-9　C0047
Printed in Japan

●装丁
中村友和（ROVARIS）

●本文イラスト
おたざわゆみ

●本文デザイン
トップスタジオデザイン室
（徳田久美）

●DTP
株式会社トップスタジオ